Theresa Schölderle | Elisabet Haas | Wolfram Ziegler

Dysarthrien bei Kindern

Informationen für Therapeuten und Eltern

RATGEBER
für Angehörige, Betroffene und Fachleute

Theresa Schölderle | Elisabet Haas | Wolfram Ziegler

Dysarthrien bei Kindern

Informationen für Therapeuten und Eltern

Bibliografische Information der Deutschen Nationalbibliothek

Die Deutsche Nationalbibliothek verzeichnet diese Publikation in der Deutschen Nationalbibliografie; detaillierte bibliografische Daten sind im Internet über http://dnb.d-nb.de abrufbar.

Besuchen Sie uns im Internet: www.skvshop.de

1. Auflage 2020
ISBN   978-3-8248-1256-1
eISBN 978-3-8248-9900-5
© Schulz-Kirchner Verlag GmbH, 2020
Mollweg 2, D-65510 Idstein
Vertretungsberechtigte Geschäftsführer:
Dr. Ullrich Schulz-Kirchner, Nicole Eitel, Martina Schulz-Kirchner
Titelfoto: © Sunny studio – Adobe Stock
Lektorat: Doris Zimmermann
Umschlagentwurf und Layout: Petra Jeck/Susanne Koch
Druck und Bindung:
TZ-Verlag & Print GmbH, Bruchwiesenweg 19, 64380 Roßdorf
Printed in Germany

Die Informationen in diesem Werk sind von den Verfasserinnen, dem Verfasser und dem Verlag sorgfältig erwogen und geprüft, dennoch kann eine Garantie nicht übernommen werden. Eine Haftung der Verfasserinnen, des Verfassers bzw. des Verlages und seiner Beauftragten für Personen-, Sach- und Vermögensschäden ist ausgeschlossen.

Dieses Werk, einschließlich aller seiner Teile, ist urheberrechtlich geschützt. Jede Verwertung außerhalb der engen Grenzen des Urheberrechtsgesetzes (§ 53 UrhG) ist ohne Zustimmung des Verlages unzulässig und strafbar (§ 106 ff UrhG). Das gilt insbesondere für die Verbreitung, Vervielfältigungen, Übersetzungen, Verwendung von Abbildungen und Tabellen, Mikroverfilmungen und die Einspeicherung oder Verarbeitung in elektronischen Systemen. Eine Nutzung über den privaten Gebrauch hinaus ist grundsätzlich kostenpflichtig. Anfrage über: info@schulz-kirchner.de

| Inhalt

Vorwort 7

An wen richtet sich dieser Ratgeber? 9

Sprechen als Bewegungsvorgang 11
    Sprechatmung (Respiration) 11
    Stimme (Phonation). 12
    Artikulation und Resonanz 15
    Interaktion der Funktionskreise 16
    Prosodie 17

Die Entwicklung des Sprechens 18
    Sprechatmung (Respiration) 18
    Stimme (Phonation). 19
    Artikulation. 20
    Resonanz 22
    Weitere wichtige Entwicklungsfaktoren. 22

Kindliche Dysarthrien. 24
    Definition und Abgrenzungsfragen 24
    Ursachen und Häufigkeiten. 25
    Symptome und Syndrome 27
    Folgen für Kommunikation und Teilhabe 31

Besondere Herausforderungen für die Sprachtherapie 35
    Entwicklungseinflüsse 35
    Mehrfachbehinderung und Sprachentwicklungsstörung 37
    Lebenslange Behinderung 39

Diagnostik 41
    Kindgerechte Testaufgaben. 41
    Normdaten 43

Beurteilung von Kommunikationsparametern. 45
Praktische Empfehlungen zur Diagnostik 48

Therapie 50
Sprachtherapeutische Übungsbehandlung 50
Praktische Empfehlungen zur sprachtherapeutischen
Übungsbehandlung – für Therapeuten 51
Ideensammlung 53
Ergänzende Maßnahmen 54
Kommunikationstipps für Angehörige 55

Weiterführende Links, nützliche Adressen 56

Literatur 57

Glossar 63

| Vorwort

Die Fähigkeit sich mündlich mitzuteilen ist in jedem Lebensalter der Schlüssel für eine erfolgreiche Kommunikation und der natürlichste Weg, die eigenen Wünsche und Vorstellungen auszudrücken. Ist diese Fähigkeit bereits in früher Kindheit aufgrund einer Kommunikationsstörung beeinträchtigt, stellt dies eine große Belastung für die betroffenen Kinder und ihre Angehörigen dar. Eine frühe, gezielte Behandlung durch kompetente Fachleute ist dementsprechend von großer Bedeutung.
Ein Störungsbild, das die Alltagskommunikation bei Kindern erheblich erschweren kann, sind früh erworbene **Dysarthrien (neurologische Sprechstörungen)**. Symptome, die in der Regel mit Dysarthrien einhergehen, z. B. eine leise Stimme, eine unpräzise Aussprache oder monotones Sprechen, können beispielsweise dazu führen, dass die Verständlichkeit des Sprechens beeinträchtigt ist. Aktuelle Studien zeigen, dass betroffene Kinder deshalb häufig in ihrer sozialen Teilhabe und Lebensqualität eingeschränkt sind.
Trotz der hohen Relevanz der Kommunikationsstörung für betroffene Kinder und ihre Familien wurde dem Störungsbild der kindlichen Dysarthrien in der Sprachtherapie bislang kaum Aufmerksamkeit geschenkt. Zum Beispiel wurden noch keine spezifischen methodischen Ansätze für die Diagnostik und Therapie entwickelt.

Mit dem vorliegenden Ratgeber möchten wir Sprachtherapeuten Möglichkeiten aufzeigen, wie kindliche Dysarthrien trotz bestehender Wissenslücken spezifisch untersucht und gezielt behandelt werden können. Auch interessierten Angehörigen sollen relevante Informationen zum Thema sowie praktische Tipps für die Kommunikation mit betroffenen Kindern vermittelt werden.

Unser Dank gilt den Mitarbeitern des Schulz-Kirchner Verlags für die Möglichkeit, diesen Ratgeber zu veröffentlichen und für ihre ausgezeichnete Betreuung. Insbesondere möchten wir uns bei Prof. Ulla Beushausen bedanken, die den Anstoß zu diesem Projekt gegeben hat.
Wenn wir durchweg nur die maskulinen Formen (Betroffener, Patient, Angehöriger etc.) verwenden, hat dies ausschließlich mit der sprachlichen Vereinfachung zu tun. Selbstverständlich sind alle Personen unabhängig von ihrem Geschlecht gemeint.

Zudem werden wir im Folgenden ausschließlich den Begriff „Sprachtherapie" als Oberbegriff für alle vergleichbaren Disziplinen (z. B. Logopädie, Klinische Linguistik) nutzen. Dementsprechend soll die Berufsbezeichnung „Sprachtherapeut" für alle in diesen Bereichen tätigen Therapeuten gelten.

An wen richtet sich dieser Ratgeber?

Die kindliche Sprachentwicklung ist ein komplexer Prozess. Kinder müssen nicht nur Wörter und ihre Bedeutungen, grammatikalische Regeln und Satzstrukturen erlernen, sie erwerben auch die motorischen Fähigkeiten, diese in mündliche Sprache **(Sprechen)** umzusetzen. Sprechen stellt das wichtigste und natürlichste Kommunikationsmittel dar, das wir in den meisten alltäglichen Situationen zum Austausch mit anderen nutzen. Während des Spracherwerbs können unterschiedlichste Schwierigkeiten auftreten. Neurologisch bedingte Sprechstörungen **(Dysarthrien)** zählen zu den häufigsten Kommunikationsstörungen und treten auch bei Kindern auf: Schätzungen zufolge leben in Deutschland etwa 50.000 Kinder und Jugendliche mit einer Dysarthrie [1]. Meist ist diese Störung mit erheblichen kommunikativen Schwierigkeiten verbunden. Beispielsweise sind betroffene Kinder häufig in ihrer Verständlichkeit eingeschränkt und können daher nur erschwert mit anderen in Kontakt treten, was wiederum massive Auswirkungen auf die soziale Teilhabe der betroffenen Kinder und deren Lebensqualität hat [2, 3]. Kindliche Dysarthrien verlangen daher nach einer möglichst frühen und gezielten sprachtherapeutischen Diagnostik und Intervention.
Während jedoch Sprachentwicklungsstörungen, die z. B. die Bereiche Wortschatz, Grammatik und Satzbau betreffen, im Fachbereich der Sprachtherapie große Aufmerksamkeit erhalten, wird den kindlichen Dysarthrien bisher kaum Aufmerksamkeit geschenkt. Bislang werden Kinder beispielsweise aus allen gängigen Lehrbüchern zur Dysarthrie ausgeklammert [4, 5]. Auch ist der Themenkomplex der kindlichen Dysarthrien nicht standardmäßig in Ausbildungs- und Studienangebote integriert. So erwerben Sprachtherapeuten zwar meist ein fundiertes theoretisches und praktisches Wissen zur Behandlung erwachsener Patienten mit spät erworbenen Dysarthrien, jedoch werden sie in der Regel kaum auf die therapeutische Arbeit mit dysarthrischen Kindern vorbereitet. Aus diesem Grund findet derzeit auch kaum gezielte Angehörigenberatung statt. Dabei sollten im Rahmen einer effizienten Dysarthrietherapie immer auch die Bezugspersonen des Kindes miteinbezogen und gezielt angeleitet werden.

Der Ratgeber „Dysarthrien bei Kindern" setzt sich zum Ziel, sowohl Fachleuten als auch interessierten Angehörigen einen umfassenden Überblick über den Themenkomplex zu bieten und mithilfe von praktischen Tipps Hilfestellungen für Therapie und Alltag zu leisten. Insbesondere werden Inhalte vermittelt, die für die Arbeit mit Kindern relevant sind, die bereits primär mündlich kommunizieren, also im Alltag zumindest mehrsilbige Wörter bzw. kurze Mehrwortsätze äußern.

Zunächst werden einige Grundlagen zu den Bewegungsfunktionen und zur ungestörten Entwicklung des Sprechens dargestellt. Es folgen Informationen zur Definition der kindlichen Dysarthrie, ihren Ursachen und ihrem klinischen Bild. Ein separater Abschnitt des Ratgebers wird sich den besonderen Herausforderungen widmen, die sich bei der Behandlung von Kindern mit Dysarthrie stellen. Die Ausführungen zu Diagnostik und Therapie beschreiben und diskutieren verfügbare Methoden und Materialien und geben praktische Handlungsanweisungen. Im Anhang finden sich nützliche Links sowie eine Auswahl einschlägiger Literatur.

| Sprechen als Bewegungsvorgang

Die Wörter und Sätze, die wir in Gesprächen und Unterhaltungen Tag für Tag hervorbringen, sind das Ergebnis komplizierter Bewegungsabläufe, an denen eine große Anzahl von Muskeln beteiligt ist. Die Sprechorgane funktionieren dabei wie ein Instrument, mit dem wir durch die feingliedrigen Bewegungen von Kehlkopf, Zunge, Lippen und anderen Muskelgruppen Sprachlaute erzeugen. In den ersten 10 bis 15 Lebensjahren lernen Kinder ihre Sprechmuskulatur so geschickt zu koordinieren, dass sie Wörter und Sätze ihrer Muttersprache mühelos, schnell und fast fehlerfrei aussprechen können, ohne über die Bewegungen ihres Sprechapparates nachdenken zu müssen.[1]
Die am Sprechen beteiligten Muskeln werden gewöhnlich in drei „Funktionskreise" unterteilt: die **Atmungsmuskulatur**, die **Muskulatur des Stimmorgans**, d. h. des Kehlkopfs, und die **Artikulationsmuskulatur** (s. Abbildung 1, S. 14).

Sprechatmung (Respiration)

Der Luftstrom der Ausatmung liefert die „Energieversorgung" für den Sprachschall, – ohne ihn können die Laute unserer Sprache nicht erzeugt werden. Durch den Ausatmungsstrom wird der Stimmton gebildet, aber auch die Geräusche bei der Bildung der Konsonanten in der Mundhöhle (z. B. „k", „sch") oder an den Lippen („p", „f") können nur durch den Strom der Atemluft entstehen.
Die Atmung, die in erster Linie der Sauerstoffzufuhr unseres Körpers dient, verläuft von Geburt an in relativ regelmäßigen Zyklen, Tag und Nacht, ohne jegliche aktive Kontrolle. Wenn wir sprechen, tritt jedoch eine drastische Veränderung dieses Rhythmus ein: Wir atmen nur relativ kurz und möglichst geräuschlos ein und dehnen dann die Ausatmungsphase sehr flexibel und oft auch lang, meist bis zum Ende eines Satzes, aus. Durch kurze Einatmungspausen wird der Redefluss in sinnvolle Einheiten zergliedert, was den Gesprächspartnern das Zuhören und das Verstehen erleichtert. Wenn wir sprechen, muss der Ausatmungsstrom außerdem möglichst konstant fließen, da sich jede kleine Änderung störend auf die Stimme und das Sprechen auswirken würde. Auch

---

1   Ausführlichere Darstellungen der in diesem Abschnitt besprochenen Sachverhalte finden sich in verschiedenen Lehrbüchern der Phonetik (z. B. [6]). Das Buch von Hixon, Weismer und Hoit [7] bietet eine besonders fundierte Darstellung der anatomischen und physiologischen Grundlagen des Sprechens.

die Veränderungen der Sprechlautstärke werden über die Atmung geregelt – lautes Sprechen verlangt einen höheren Ausatmungsdruck als leises Sprechen. Dieser komplizierte Vorgang wird durch Aktivität des Zwerchfells und anderer Bauchmuskeln sowie der Muskeln zwischen den Rippenbögen gesteuert. Die vielen beteiligten Muskeln müssen dabei in ihrer gemeinsamen Aktivität präzise aufeinander abgestimmt werden. Diese Koordinationsfähigkeit ist – im Unterschied zum lebenswichtigen „Ruheatmungszyklus" – nicht angeboren, sondern muss über viele Jahre hinweg während des Spracherwerbs erlernt werden.

> Der Luftstrom der Ausatmung liefert die „Energieversorgung" für den Sprachschall. Die Bauch- und die Zwischenrippenmuskeln bewirken den Ein- und Ausatmungsvorgang beim Sprechen. Sie sorgen für einen möglichst **konstanten Ausatmungsstrom,** eine **flexible Anpassung der Ausatmungsdauer** an die jeweilige Länge einer Äußerung und die **Kontrolle der Sprechlautstärke.**

Stimme (Phonation)

Die Stimme ist der Hauptträger des Sprachschalles. Sie wird durch den Luftstrom der Ausatmung am Kehlkopf erzeugt, also an dem Organ, das den Abschluss der Luftröhre bildet. An der oberen Öffnung des Kehlkopfs, der „Glottis", befinden sich zwei von Schleimhäuten umkleidete Muskelbänder, die „Stimmlippen", die den Kehlkopf verschließen und dadurch die unteren Atemwege schützen können.

Um Stimme zu erzeugen, bilden die beiden Stimmlippen einen nicht zu kräftigen Abschluss der Glottis (die sogenannte „Phonationsposition"), was dazu führt, dass der durch die Ausatmung erzeugte Luftdruck die beiden angespannten Muskeln und die sie umgebende Schleimhautschicht in regelmäßige Schwingungen versetzt. Dadurch wird der Luftstrom aus der Lunge in eine schnelle Folge von Luftstößen „zerhackt", und die so erzeugten Luftschwingungen bilden den Stimmton. Man spricht auch von „stimmhafter Phonation". Die „Qualität" der Stimme, also die Klarheit ihres Klanges, hängt davon ab, wie regelmäßig die Stimmlippen schwingen und ob sie sich bei jeder Schwingungsperiode auch vollständig verschließen. Vielen Sprechern gelingt das nicht perfekt, beispielsweise wenn die Stimmlippen bei einer Erkältung entzündet sind. Die Stimme kann dann rau oder heiser klingen, manchmal auch behaucht.

Die Höhe des Stimmtones wird dadurch bestimmt, wie schnell sich die Stimmlippenschwingungen wiederholen, und dies hängt wiederum von der Größe des Kehlkopfs ab: Die kurzen und kleinen Stimmlippen eines Kindes schwingen schneller als die massereicheren Stimmlippen Erwachsener. Daher sind Kinderstimmen höher als Erwachsenenstimmen. Frauenstimmen sind in der Regel wiederum höher als Männerstimmen, da das Wachstum des Kehlkopfs während der Pubertät („Stimmbruch") bei Mädchen weniger ausgeprägt ist als bei Jungen.

> **Stimmtonhöhe von der Geburt bis ins Alter**
> Die Stimmtonhöhe beim Sprechen wird durch die Frequenz der Stimmlippenschwingungen bestimmt, also durch die Häufigkeit, mit der sich die Schwingungen pro Zeiteinheit wiederholen. Die Frequenz wird meist in „Hertz" [Hz] angegeben. Eine Frequenz von 100 [Hz] bedeutet: Die Stimmlippen öffnen und schließen sich 100-mal pro Sekunde. Typische Werte sind:
> - für Säuglinge (Säuglingsschrei) → bis zu 500 [Hz]
> - für Kinder (ca. 3–10 Jahre) → 200–300 [Hz]
> - für erwachsene Frauen → 180–250 [Hz]
> - für erwachsene Männer → 100–130 [Hz].
>
> Bei Männern steigt die Stimmtonhöhe im höheren Alter etwas an, bei älteren Frauen sinkt sie dagegen leicht ab [7].

Die Stimmtonhöhe kann willkürlich verändert werden, indem die Stimmlippen durch Kontraktion verlängert oder verkürzt werden. Beim Singen einer Melodie geschieht dies sehr ausgeprägt und dynamisch, aber auch beim Sprechen verändern wir die Höhe des Stimmtons kontinuierlich (s. Kap. *Prosodie*). Dafür müssen die Stimmlippen während des Sprechens in ihrem Spannungszustand fortlaufend kontrolliert und angepasst werden.

Nicht alle, aber die meisten unserer Sprachlaute werden „mit Stimme" gebildet, nämlich alle Vokale (also „a", „i", „o" etc.) und alle „stimmhaften" Konsonanten (z. B. „m", „n" oder „l"). In Wörtern wie „Löwe", „Müll", „Nonne" oder „Meinung" beispielsweise sind alle Laute stimmhaft, das heißt die Stimmlippen schwingen vom Beginn bis zum Ende des Wortes ohne Unterbrechung. Es gibt aber auch Sprachlaute,

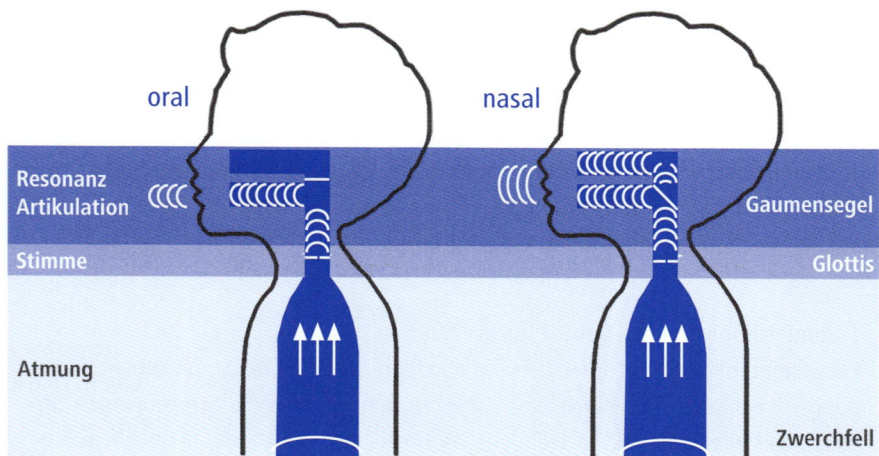

Abb. 1: Schematische Darstellung der Funktionskreise des Sprechens. Durch den Ausatmungsstrom werden die Stimmlippen zu Schwingungen angeregt („stimmhafte Phonation"), dadurch breiten sich Schallwellen im „Vokaltrakt" (Rachen- und Mundraum) aus (links), bei abgesenktem Gaumensegel auch im Nasenraum („nasale Resonanz"; rechts). Durch Bewegungen von Unterkiefer, Zunge und Lippen (nicht dargestellt) werden die Vokale und Konsonanten gebildet.

für deren Bildung die Stimme unterbrochen werden muss, das sind die „stimmlosen" Konsonanten, wie etwa „p", „t", „k", „f", „sch" oder das stimmlose „s". In Wörtern wie „tschüss", „Kiste", „Tapete" oder „Oktopus" wechseln sich daher stimmhafte und stimmlose Laute in rascher Folge ab. Um den Stimmton nur für die kurze Dauer eines „tsch" oder „k" zu unterbrechen, müssen die Stimmlippen eine rasche Öffnungsbewegung ausführen, damit die Stimmlippenschwingungen kurz zum Erliegen kommen, um dann ebenso rasch wieder in die Phonationsposition für den Fortgang der Schwingungen zu kommen.

Insgesamt führt der Kehlkopf beim Sprechen also sehr virtuose Bewegungen aus, indem er ständig zwischen stimmhaften und stimmlosen Sprachsegmenten unterscheidet und gleichzeitig für eine natürliche Stimmqualität und Sprachmelodie sorgt.

 Die Kehlkopfmuskeln kontrollieren die Erzeugung der **Sprechstimme** und den Wechsel zwischen **stimmhaften und stimmlosen Sprachlauten.** Außerdem beeinflussen sie die **Stimmqualität** und die **„Sprachmelodie"** (s. Kap. *Prosodie*).

Artikulation und Resonanz

Die Muskulatur von Rachen, Zunge, Kiefer und Lippen ist für die Artikulation der Vokale und Konsonanten verantwortlich. Durch Veränderungen der Kieferöffnung und der Position der Zunge im Mundraum beispielsweise wird der Stimmton zum Klang der unterschiedlichen Vokale geformt – das „a" z. B. mit größerer Kieferöffnung als das „i", oder das „u" mit einem weiter zurückgezogenen Zungenkörper als das „ü". Auch die Lippen tragen zur Artikulation der Vokale bei: Durch Rundung der Lippen wird beispielsweise aus dem „i" ein „ü" oder aus dem „e" ein „ö". Durch Bewegungen von Zunge und Lippen werden außerdem die Geräusche der Konsonanten erzeugt, zum Beispiel das Reibegeräusch von „f" (zwischen Unterlippe und Schneidezähnen) oder „s" (zwischen Zungenspitze und dem vordersten Teil des Gaumens), oder das einem kleinen Knall („Plosion") ähnliche Geräusch, das bei einem „p" (zwischen den Lippen) oder einem „t" oder „k" (zwischen Zunge und Gaumen) zu hören ist. In allen Fällen müssen die Bewegungen präzise und mit der richtigen Kraftdosierung ausgeführt werden.

Wie bereits erwähnt ist es für die Artikulation der Konsonanten außerdem auch wichtig, ob am Kehlkopf gleichzeitig Stimme erzeugt wird oder nicht, etwa in den Wörtern „Weiher" („w" mit Stimme) und „Feier" („f" ohne Stimme). Dabei ist die zeitliche Abstimmung zwischen Kehlkopf- und Artikulationsbewegungen entscheidend: Bei der Unterscheidung etwa zwischen „Bass" und „Pass", „Deich" und „Teich" oder „Gasse" und „Kasse" geht es um Millisekunden in der Abstimmung zwischen Lippen- bzw. Zungenbewegungen einerseits und Kehlkopfbewegungen andererseits.

Ein weiteres für das Sprechen bedeutsames Organ ist das Gaumensegel (lat. Velum). Es ist eine Muskelformation, die im hinteren Teil des Gaumens den Mundraum vom Nasenraum abgrenzt. Bei angehobenem Gaumensegel ist der Nasenraum vom Mundraum fest abgeschlossen, sodass beispielsweise auch keine Nahrungsteile oder Flüssigkeiten in den Nasenraum gelangen können. Beim Sprechen ist das Gaumensegel – jedenfalls im Deutschen – meist angehoben (s. Abbildung 1, links). Nur für wenige Konsonanten – „m", „n" und „ng" – wird es abgesenkt, sodass die Luft in der Nasenhöhle in Schwingungen („Resonanz") versetzt werden kann, was den typischen „nasalen" Klang dieser Laute verursacht (s. Abbildung 1, rechts). Ist der Nasenraum verengt, etwa bei einem Schnupfen oder bei Kindern mit vergrößerten Mandeln, wird die nasale Resonanz beeinträchtigt (man spricht von „hyponasal"). Umgekehrt kann es auch vorkommen, dass die Passage zwischen Mund- und Nasenraum nicht komplett verschlossen werden kann, beispielsweise bei Kindern mit einer Gaumenspalte. In diesem Fall ist das Sprechen durch zu viel nasale Resonanz geprägt („hypernasal").

Durch Bewegungen von Unterkiefer, Lippen und Zunge werden aus dem Stimmschall die **Vokale** geformt und die **Konsonanten** gebildet. Durch Absenkung des Gaumensegels entsteht nasale **Resonanz**.

Interaktion der Funktionskreise

Sprechatmung, Phonation und Artikulation funktionieren nicht unabhängig voneinander, sie sind vielmehr durch den Luftstrom der Ausatmung miteinander verbunden: Der Ausatmungsdruck bringt die Stimmlippen zum Schwingen und erzeugt die Geräusche bei der Konsonantenartikulation. Außerdem ist er für die Entstehung von nasaler und oraler Resonanz verantwortlich. Auch die Stimmbildung am Kehlkopf und die Bewegungen der Artikulationsorgane sind, wie bereits erwähnt, eng aneinandergekoppelt (s. Abbildung 1, S. 14). Eine für die Diagnostik und Therapie von Sprechstörungen wichtige Konsequenz aus diesen Interaktionen ist, dass sich jede Störung in einem dieser Funktionskreise gleichzeitig auf die beiden anderen Funktionskreise auswirkt (s. Kap. *Diagnostik* und Kap. *Therapie*). Ein unvollständiger Verschluss der Stimmlippen bei der Phonation oder ein ungenügender Abschluss des Gaumensegels beispielsweise führt dazu, dass der Luftverlust beim Sprechen größer wird und, um das zu kompensieren, häufiger eingeatmet werden muss.

Sprechatmung, Phonation und Artikulation funktionieren nicht unabhängig voneinander, sie sind durch viele physiologische und physikalische Mechanismen miteinander verknüpft. **Jede Veränderung in einem der drei Funktionskreise wirkt sich auf die beiden anderen aus.**

Prosodie

Ein anderer wichtiger Aspekt des Zusammenwirkens von Atmung, Stimme und Artikulation ist die Erzeugung der „prosodischen" Muster des Sprechens, also des Sprechrhythmus und der Sprachmelodie. In den Wörtern des Deutschen wechseln sich betonte und unbetonte Silben ab (z. B. „**EN**te", „pi**LOT**", „**SEL**lerie", to**MA**te", „kapi**TÄN**") und die wichtigen Wörter eines Satzes werden häufig besonders betont („**ICH** war's **NICHT**"). Sätze können auch unterschiedliche „Intonationsverläufe" haben, etwa wenn wir am Ende eines Fragesatzes die Stimme anheben („kommst du nach **HAUSE**?"). Schließlich drücken wir auch unsere Emotionen mit prosodischen Mitteln aus („ich **HAS**se dich!"). Um diese rhythmischen und melodischen Muster zu erzeugen, müssen die Muskeln aller Funktionskreise koordiniert zusammenwirken. Die betonten Silben (fett hervorgehoben) werden meist etwas lauter (also mit höherem Ausatmungsdruck), mit einem höheren Stimmton (also höherer Stimmlippenspannung) und auch deutlicher und zeitlich gedehnter (also mit langsameren und präziseren Artikulationsbewegungen) gesprochen. Nicht zuletzt wird der emotionale Ausdruck unseres Sprechens durch solche dynamischen Veränderungen von Lautstärke, Tonhöhe und Artikulationstempo vermittelt.

> Gesprochene Sprache ist rhythmisch und melodisch. Bei der Regulierung der **zeitlichen Aspekte des Sprechens** und der **Dynamik von Lautstärke und Tonhöhe** ist ein enges Zusammenspiel der drei Funktionskreise erforderlich.

| Die Entwicklung des Sprechens

Wie alle willkürlichen Bewegungsfunktionen – Klavierspielen, Stricken, Schreiben, Tennisspielen – muss auch der komplexe Bewegungsvorgang des Sprechens durch Üben gelernt werden. Sprechen lernen geschieht dabei, im Unterschied etwa zum Klavierspielen- oder Schreiben lernen, scheinbar mühelos und ohne direkte Unterweisung durch einen Lehrer. Allerdings dauert der Prozess vom Geburtsschrei bis zur vollen Ausreifung aller Bewegungsmuster des Sprechens sehr lange, bei Kindern mit „typischer" (also ohne Störungen verlaufender) Sprachentwicklung bis zu 15 Jahre. In dieser Phase finden verschiedene anatomische, physiologische und kognitive Veränderungen statt, die für die Ausreifung der Sprechfunktionen wichtig sind.

Im Folgenden werden zwei eng miteinander verzahnte Entwicklungsaspekte beschrieben, die von besonderer Bedeutung sind, nämlich die anatomischen Veränderungen der Sprechorgane während des kindlichen Wachstums und die damit einhergehende Ausreifung der sprechmotorischen Muster in einem motorischen Lernprozess[1].

Sprechatmung (Respiration)

Mit der Vergrößerung des Brustkorbs während des Körperwachstums und der Kräftigung von Zwerchfell und Zwischenrippenmuskulatur verändert sich das für die Sprechatmung verfügbare Lungenvolumen („Vitalkapazität") im Entwicklungsverlauf erheblich: Zwischen dem 5. und 10. Lebensjahr verdoppelt sich dieses Volumen, und während der Pubertät findet eine weitere Verdopplung statt. Gleichzeitig geht der Luftverlust während der Ausatmungsphase des Sprechens bei Kindern viel schneller vonstatten als bei Erwachsenen. Kinder haben also für die Atmungstätigkeit während des Sprechens ganz andere Voraussetzungen.

Demzufolge unterscheiden sich auch die kindlichen Mechanismen der Atmungskontrolle während des Sprechens in vielen Aspekten von denen der Erwachsenen. Kinder im Vorschulalter wenden beispielsweise einen höheren Anteil des verfügbaren Lungenvolumens für das Sprechen auf, sie atmen häufiger ein und nehmen mit ihren Einatmungen auch weniger Rücksicht auf Satz- oder sogar Wortgrenzen. Bis ins Grundschulalter hinein überwiegt außerdem die Bauchatmung, erst dann beginnt

---

1 Eine kompetente und ausführliche Übersicht der in diesem Abschnitt zusammengefassten Daten findet sich in [7].

sich die Koordination von Brust- und Bauchmuskulatur für die Sprechatmungstätigkeit zu entwickeln. Die Atmungsmuster (z. B. Einatmungstiefe, Anteil von Brust- bzw. Bauchatmung) sind sehr unregelmäßig. Für typisch entwickelte Kinder ist es daher charakteristisch, dass sie im Vergleich zu Erwachsenen häufiger und an ungewöhnlichen Stellen (z. B. innerhalb eines Wortes) einatmen und gelegentlich auf Restluft sprechen. Das für Erwachsene typische physiologische Sprechatmungsmuster und die Koordination der Atmung mit den linguistischen Äußerungsstrukturen stellen sich erst im mittleren Jugendalter ein, also mit etwa 15 Jahren.

> Die Entwicklung der für Erwachsene typischen Sprechatmungsmuster erstreckt sich bis in die Pubertät. Kinder atmen häufiger und an ungewöhnlichen Stellen (innerhalb von Sätzen oder sogar Wörtern) ein und zeigen sehr unregelmäßige Bewegungsmuster der Atemmuskulatur.

Stimme (Phonation)

Der Kehlkopf verändert sich strukturell von der Geburt bis zum Erwachsenenalter. Die weichen Knorpelstrukturen des Kehlkopfgerüsts verknöchern zunehmend und differenzieren sich weiter aus. Auch finden Veränderungen in den Bindegewebsschichten der Stimmlippen statt, die sich auf die Mechanik des Schwingungsverhaltens der Stimmlippen auswirken. Der komplexe Aufbau der Bindegewebsschichten der Stimmlippen, der besonders differenzierte Anpassungen des Schwingungsverhaltens bei der Phonation ermöglicht, vollzieht sich erst nach der Pubertät.
Die bei Weitem auffälligsten Veränderungen sind die Absenkung des Kehlkopfs im Rachen und das Größenwachstum des Kehlkopfs sowie der Stimmlippen. Bei Neugeborenen befindet sich die Kehlkopföffnung fast auf der Höhe des Gaumensegels, also im Bereich des 1. Halswirbels, während im Alter von 16 Jahren der Kehlkopf auf die Höhe des 7. Halswirbels abgesunken ist. Gleichzeitig wächst das Kehlkopfgerüst auf etwa die dreifache Größe an. Bei Jungen sind diese Veränderungen wesentlich ausgeprägter als bei Mädchen: Insbesondere während der Pubertät findet bei Jungen fast eine Verdopplung der Stimmlippenlänge statt.
Als offensichtlichste Folge dieses komplexen anatomischen Umbaus sinkt die Tonhöhe im Verlauf der kindlichen Entwicklung bis zum Erwachsenenalter deutlich ab.

Darüber hinaus gibt es aber – vor allem aufgrund der Kehlkopfabsenkung – auch Veränderungen der Klangfarbe der Stimme, und aufgrund der Gewebsveränderungen der Stimmlippen und der damit einhergehenden Veränderungen des Schwingungszyklus ändern sich auch Stimmqualitätsmerkmale [8].

Die Stimme ist von der ersten Lebenswoche an das wichtigste Kommunikationsmittel des Säuglings. Zunächst sind die „Vokalisationen" ausschließlich verbunden mit dem Ausdruck von Hunger, Schmerz und Wohlbefinden, aber sehr früh dienen sie auch als Mittel, die Aufmerksamkeit der Umwelt auf sich zu lenken und mittels unterschiedlicher Arten von stimmlichen Lauten zu interagieren. Dabei exploriert der Säugling die Bewegungsmöglichkeiten des Kehlkopfs und deren akustische Resultate und übt sich spielerisch in der motorischen Kontrolle dieses komplexen Organs. In der Lallphase und bei der Bildung der ersten Wörter wird die Stimmfunktion dann zunehmend an die Bewegungen der Artikulationsorgane gekoppelt [9, 10].

Die anatomisch-physiologischen Bedingungen, die während der Entwicklung vorherrschen, führen dazu, dass die Tonhöhe bei Kindern im Vergleich zu Erwachsenen höher ist. Auch eine behauchte oder raue Stimmqualität ist häufig zu beobachten.

> Die Stimme ist das erste und wichtigste Kommunikationsmittel des Säuglings. Die Funktion des Kehlkopfs zur Erzeugung von Stimme wird von der ersten Lebenswoche an geübt. Mit den anatomischen Veränderungen des Kehlkopfs während des Wachstums gehen deutliche Veränderungen von Stimmlage und Stimmqualität einher.

Artikulation

Die skelettalen Strukturen des Gesichtsschädels, also die für das Sprechen relevanten knöchernen Strukturen, zeigen ein viel ausgeprägteres Wachstum als das übrige Schädelskelett. Beim Säugling machen sie nur etwa 1/8 des Schädels aus, beim Erwachsenen etwa die Hälfte. Das Wachstum des Unterkiefers beispielsweise erstreckt sich bis ins frühe Erwachsenenalter, parallel dazu auch die Vergrößerung des harten Gaumens. Die Gesamtlänge des „Vokaltrakts", also des Raumes von der Kehlkopföffnung bis zu den Lippen (s. Abbildung 1, S. 14), beträgt beim Säugling noch ca. 8 cm, bei einem erwachsenen Mann mehr als das Doppelte.

Eine Schlüsselrolle in der Entwicklung des Vokaltrakts spielt die bereits erwähnte Absenkung des Kehlkopfs. Sie führt zu einer überproportionalen Ausdehnung des Rachenraums und dazu, dass sich der orale Resonanzraum in zwei nahezu rechtwinklig zueinander gelegene Schenkel unterteilt (s. Abbildung 1). Diese abgewinkelte Konfiguration bildet sich im Zuge des Größenwachstums der Artikulationsorgane über einen Zeitraum von mehr als 15 Jahren aus. Sie ermöglicht während der Entwicklung zunehmend differenziertere Einstellungen des oralen Resonanzraums für die Bildung unterschiedlicher Vokale. Außerdem bietet sie auch mehr Freiheitsgrade für die Artikulationsbewegungen der Zunge, deren Wurzel sich zusammen mit dem Kehlkopfskelett ebenfalls in den unteren Rachenraum absenkt. Insbesondere entwickelt sich daraus die Möglichkeit, den vorderen („apikalen") und den hinteren („dorsalen") Anteil des Zungenkörpers als relativ unabhängige Artikulatoren einzusetzen, zur Unterscheidung von beispielsweise „t" (apikal) und „k" (dorsal). Durch die zunehmende Vergrößerung der Oberfläche des harten Gaumens bieten sich außerdem differenziertere Möglichkeiten für die Konsonantenartikulation der Vorderzunge an unterschiedlichen Positionen, etwa für „s" und „sch". Diese Veränderungen der anatomischen Verhältnisse während des kindlichen Wachstums beeinflussen die Ausdifferenzierung des Vokal- und Konsonanteninventars in den ersten Lebensjahren und tragen damit zu einer immer besseren Verständlichkeit der Kinder bei.

Eine ganz wesentliche Entwicklung der kindlichen Artikulationsfähigkeiten zeigt sich in der Zunahme des Sprechtempos, die bis ins frühe Erwachsenenalter hinein festzustellen ist. Dabei wirken unterschiedliche Faktoren zusammen, etwa die Zunahme der Leitgeschwindigkeit der neuronalen Faserverbindungen während der Hirnreifung, neuromuskuläre Veränderungen und eine Zunahme der Muskelkräfte, aber auch die fortschreitende Entwicklung linguistischer und kognitiver Fähigkeiten [11]. Einen wichtigen Anteil an dem Anstieg des Sprechtempos hat außerdem die zunehmende Fähigkeit, die Bewegungen einzelner Muskelgruppen – zum Beispiel Unter- und Oberlippenmuskeln mit der Kiefermuskulatur – so zu koordinieren, dass die Artikulationsbewegungen effizienter und bis ins mittlere Jugendalter mit immer größerer Stabilität ausgeführt werden [12].

> Durch die erhebliche Vergrößerung und Verformung des Mund- und Rachenraums während der kindlichen Entwicklung erweitert sich der Spielraum für die Artikulationsbewegungen. Damit geht eine Ausdifferenzierung des Bestandes an Konsonanten und Vokalen und eine Erhöhung der Verständlichkeit einher. Faktoren der motorischen, kognitiven und linguistischen Entwicklung des Kindes führen zu einer Steigerung der Sprechgeschwindigkeit.

Resonanz

Auch die Strukturen des Nasopharynx wachsen und differenzieren sich in der kindlichen Entwicklung aus, ab dem zweiten Lebensjahr allerdings mit deutlich geringerer Dynamik als in den ersten Lebensmonaten. Bemerkenswert ist, dass die Vokalisationen im ersten Lebensjahr überwiegend mit abgesenktem Velum erfolgen, ab dem 3. Lebensjahr aber bereits ein kompletter und konsistenter Abschluss des Nasenraumes für die oralen Konsonanten und eine sichere Differenzierung nasaler und oraler Konsonanten gelingt. Unterschiede zu Erwachsenen bestehen jedoch noch länger. So ist der nasale Resonanzraum der Kinder im Verhältnis zum Mundraum relativ gesehen kleiner. Die velopharyngeale Funktion wird außerdem im ersten Lebensjahrzehnt bei vielen Kindern durch vergrößerte Nasen-Rachenmandeln („Adenoide") beeinflusst. Dadurch wird der Durchgang in den Nasenraum verengt. Die Adenoide bilden sich während der Pubertät zurück und verschwinden im Erwachsenenalter ganz. Die Gaumensegelfunktion passt sich an diese Veränderungen im Entwicklungsverlauf an.
Die beschriebenen funktionalen und strukturellen Bedingungen führen dazu, dass bei Kindern teilweise eine leichte Hyponasalität wahrgenommen werden kann.

> Typisch entwickelte Kinder sprechen häufig hyponasal. Gründe dafür sind der im Vergleich zum Mundraum relativ kleine Nasenraum des Kindes und in manchen Fällen auch die zusätzliche Verengung durch Adenoide.

Weitere wichtige Entwicklungsfaktoren

Die beschriebenen anatomischen und physiologischen Veränderungen sind Teil weiterer übergreifender Entwicklungsprozesse, die hier nur kurz genannt werden können:
- Die **Reifung des Gehirns** ist nach der Geburt bei Weitem nicht abgeschlossen, sowohl die kortikalen Strukturen als auch die neuronalen Faserverbindungen entwickeln sich teilweise noch bis ins frühe Erwachsenenalter weiter. Dadurch wird die Fähigkeit zur **Adaption** und zum **Lernen in der sozialen Umgebung** gewährleistet, insbesondere auch die beschriebenen Anpassungen an die ana-

tomischen Veränderungen des Sprechbewegungsapparates. In dieser Phase besonders ausgeprägter „neuronaler Plastizität" findet eine parallele Entwicklung und wechselseitige Anpassung sprechmotorischer Fähigkeiten und der dafür verantwortlichen neuronalen Strukturen statt.

- Damit einhergehend entwickeln sich in den ersten Lebensjahren **kognitive Funktionen** (z. B. Aufmerksamkeit oder Arbeitsgedächtnis), **emotionale** und **soziale Kompetenzen** sowie **auditive Wahrnehmungsfunktionen**. Sie sind unter anderem für die Motivation zu kommunizieren, die Fähigkeit, auditive Sprachmuster zu erfassen und zu reproduzieren und für die Lernfähigkeit bedeutsam. Auditive Sprachverarbeitung und auch das verbale Arbeitsgedächtnis sind besonders eng mit der Entwicklung sprechmotorischer Funktionen verzahnt.
- Die Entwicklung sprechmotorischer Funktionen ist gleichzeitig auch eng mit anderen Prozessen der Sprachentwicklung verknüpft, z. B. mit dem Erwerb **phonologischer Strukturen,** dem Aufbau des **Wortschatzes** und der Entwicklung **grammatikalischer Fähigkeiten** [12].

> Die anatomischen Verhältnisse der Sprechorgane verändern sich während der kindlichen Entwicklung in zum Teil relativ kurzen Zeitabschnitten erheblich. Dies macht eine ständige Adaption der Kontrollfunktionen des – ebenfalls noch in der Reifung befindlichen – Gehirns erforderlich. Durch das tägliche Üben der Bewegungsfunktionen von Atmungsorganen, Kehlkopf und Artikulationsorganen von den ersten Lebenswochen an stellt sich eine zunehmende Koordination aller beteiligten Bewegungskomponenten ein. Diese führt über fast zwei Jahrzehnte hinweg zu einer stetigen Stabilisierung und Optimierung der Bewegungsfunktionen des Sprechens.

Die Bewegungsfunktionen des Sprechens und deren physiologische Entwicklungsprozesse wurden nun ausführlich beschrieben. Für die Kontrolle der sprechrelevanten Funktionen sind Strukturen des zentralen und peripheren Nervensystems verantwortlich. Die Ausführung von Sprechbewegungen kann daher durch unterschiedlichste neurologische Erkrankungen, die diese Strukturen schädigen, empfindlich gestört werden. Die resultierenden Auffälligkeiten werden unter dem Störungsbild der *Dysarthrien* zusammengefasst.

| Kindliche Dysarthrien

Definition und Abgrenzungsfragen

Dysarthrien sind **neurologisch bedingte**, d. h. durch Hirnschädigungen verursachte **Störungen des Sprechens**, die insbesondere die **Ausführung von Sprechbewegungen** beeinträchtigen. Alle am Sprechen beteiligten Muskelsysteme können betroffen sein (Atmungs-, Kehlkopf- und Artikulationsmuskulatur). In der Regel werden daher Auffälligkeiten in allen Dimensionen des Sprechens (Atmung, Stimme, Artikulation, Resonanz, Prosodie) beobachtet.

Eine **kindliche Dysarthrie** liegt dann vor, wenn die verursachende neurologische Erkrankung im Kindesalter, d. h. **vor Abschluss der Entwicklung sprechmotorischer Funktionen**, erworben wurde.

Kindliche Dysarthrien müssen demnach abgegrenzt werden von:
- im Kindesalter auftretenden Störungen der Sprache, wie z. B. kindlichen Aphasien oder phonologischen Aussprachestörungen.
- einer im Kindesalter auftretenden Störung, die nicht die Ausführung von Sprechbewegungen, sondern deren Planung oder Programmierung betrifft, nämlich der kindlichen Sprechapraxie bzw. verbalen Entwicklungsdyspraxie.
- kindlichen Sprech- oder Stimmstörungen, die keine eindeutige neurologische Ursache haben. Insbesondere sind hier Sprechstörungen zu nennen, die durch eine Veränderung der Sprechorgane selbst bedingt sind (z. B. bei Kindern mit Lippen-Kiefer-Gaumenspalten oder vergrößerten Rachenmandeln), oder funktionelle Störungen (z. B. Stimmstörungen), aber auch Auffälligkeiten des Sprechens ohne klare Ursache (z. B. phonetische Aussprachestörungen, Stottern) zu nennen. Sprechstörungen, die im Rahmen von genetisch bedingten Syndromen auftreten, werden somit nur dann zu den kindlichen Dysarthrien gezählt, wenn eindeutig neurologische Auffälligkeiten bzw. eine hirnorganische Ursache festgestellt werden können (s. Kap. *Ursachen und Häufigkeiten*).
- Dysarthrien, die nach Abschluss der sprechmotorischen Entwicklung – in der Regel nach Abschluss der Pubertät – erworben wurden.

Hinweis: Auch bei erwachsenen Patienten mit Dysarthrie, die ihre Sprechstörung bereits im Kindesalter erworben haben, ist es von Bedeutung, dass Therapeuten sich des frühen Erwerbsalters bewusst sind und dies ggf. auch bei der Bezeichnung der sprachtherapeutischen Diagnose festhalten („*im Kindesalter erworbene* Dysarthrie"). Menschen, die bereits ihren Sprach- und Sprecherwerb unter den erschwerten Bedingungen einer neurologischen Erkrankung durchlaufen haben, konnten – anders als Patienten mit spät erworbenen Störungen – nie die Erfahrung ungestörten Sprechens machen. Sie haben häufig ein weniger ausgeprägtes Bewusstsein für ihre Sprechstörung im Allgemeinen und für individuelle Symptome im Besonderen, was bei der Ausrichtung einer Übungsbehandlung berücksichtigt werden sollte.

Ursachen und Häufigkeiten

Dysarthrien stellen die häufigste Form neurologisch bedingter Kommunikationsstörungen dar. Sie können bei vielen unterschiedlich verlaufenden neurologischen Erkrankungen auftreten, unabhängig vom Alter einer Person [4, 13]. Einige der neurologischen Erkrankungen, die in besonders vielen Fällen Dysarthrien verursachen, sind durch einen frühen Krankheitsbeginn gekennzeichnet und betreffen daher insbesondere Kinder.

Die häufigste Ursache für eine Dysarthrie bei Kindern ist die **infantile Cerebralparese (CP)** [14, 15]. Sie wird als die häufigste neurologische Entwicklungsstörung des frühen Kindesalters beschrieben. Betroffene Kinder erwerben bereits vor, während oder unmittelbar nach der Geburt eine Hirnschädigung. Das Störungsbild ist durch eine körpermotorische Beeinträchtigung gekennzeichnet, wobei spastische Paresen, Hyperkinesien (v. a. Athetosen) und Ataxie auftreten können [16]. Häufige Begleiterscheinungen sind – neben Kommunikationsstörungen – kognitive Beeinträchtigungen, die von leicht ausgeprägten Lernschwierigkeiten bis hin zu schweren geistigen Behinderungen reichen können, sowie sensorische Störungen (z. B. Sehstörungen) und Epilepsie. Etwa 240 von 100.000 Kindern erhalten die Diagnose einer CP [17] und etwa 90 % dieser Kinder leiden unter einer Dysarthrie [18].

Neben der Cerebralparese können auch angeborene Fehlbildungen des Gehirns sowie genetische Syndrome (z. B. Worster-Drought Syndrom, Möbius Syndrom) kindliche Dysarthrien verursachen [15, 19]. Seltener sind Hirnschädigungen, die im Laufe der Kindheit erworben werden, wie z. B. Schädelhirntraumata, cerebro-vaskuläre Ereignisse (d. h. Hirnblutungen und Schlaganfälle) oder Hirntumore [13, 19].
Im angloamerikanischen Raum werden die bei Down Syndrom auftretenden Auffälligkeiten des Sprechens traditionell ebenfalls den Dysarthrien zugeordnet, was in Deutschland eher unüblich ist. Das klinische Bild sowie die anzunehmenden zugrunde liegenden Störungsmechanismen sprechen jedoch dafür, auch die bei Down Syndrom auftretenden Sprechstörungen unter den Begriff der kindlichen Dysarthrien zu fassen [20].

> Laut Studien zur Auftretenshäufigkeit der genannten Grunderkrankungen sowie zur Häufigkeit von Dysarthrien bei diesen Erkrankungen leben **in Deutschland** schätzungsweise **mehr als 50.000 Kinder und Jugendliche mit einer Dysarthrie** [17, 18]. Zum Vergleich: Die Behandlungsleitlinie der deutschen Gesellschaft für Neurologie (DGN) zum Störungsbild der Aphasie spricht von 70.000 Betroffenen [21]. Während jedoch die Aphasie als Störungsbild fest in Forschung, Lehre und Praxis verankert ist, haben kindliche Dysarthrien im Fachgebiet der Sprachtherapie bislang kaum Aufmerksamkeit erhalten.

Über die genaue Lokalisation und das Ausmaß der Hirnschädigungen, die kindliche Dysarthrien verursachen, ist wenig bekannt. Es existieren kaum Studien, in denen die neuronalen Korrelate dysarthrischer Symptome mittels bildgebender Verfahren (z. B. Computertomographie) untersucht wurden. Vermutlich kann aber ein großer Teil des Wissens über die Zusammenhänge zwischen Schädigungsort und dem Auftreten einer Dysarthrie bei erwachsenen Patienten auf Kinder übertragen werden. So ist beispielsweise bekannt, dass eine Schädigung der absteigenden motorischen Bahnen (also der Verbindungsbahnen zwischen motorischer Großhirnrinde und Hirnstamm), die bei Erwachsenen z. B. nach Schlaganfall, bei Kindern vor allem infolge einer Cerebralparese auftritt, zu Dysarthrien führen kann. Ebenso sind Dysarthrien nach Kleinhirnschädigungen bei Erwachsenen wie auch bei Kindern beschrieben [22].

Symptome und Syndrome

Symptome

Im Kapitel *Sprechen als Bewegungsvorgang* wurden die drei motorischen Funktionskreise des Sprechens – Atmung, Stimme und Artikulation – vorgestellt und ihre Interaktion beim Sprechvorgang beschrieben (s. Abbildung 1, S. 14). Die Funktionskreise, zusammen mit den prosodischen Merkmalen des Sprechens, bilden auch die Grundlage für die systematische Beschreibung und das Verständnis der auditiven Symptome dysarthrischer Störungen [4, 5], wobei sich die meisten Untersuchungen dazu auf die im Erwachsenenalter erworbenen Dysarthrien beziehen (für eine der grundlegendsten Arbeiten hierzu siehe [23]).

In Tabelle 1 (S. 28) sind die wichtigsten auditiven Dysarthriesymptome zusammengefasst. Die Tabelle entspricht der in den *Bogenhausener Dysarthrieskalen (BoDyS)* verwendeten Merkmalsliste [24], in der die wichtigsten Symptome gestörter *Sprechatmung,* gestörter *Phonation* (unterschieden nach *Stimmlage, Stimmqualität* und *Stimmstabilität*), gestörter *Artikulation* und *Resonanz* sowie verschiedene *prosodische* Störungsaspekte (*Artikulationstempo, Redefluss* und *Modulation*) unterschieden werden.

Das klinische Bild der kindlichen Dysarthrien wurde bislang nur in wenigen Studien genauer beschrieben [25–43]. Aus den Literaturhinweisen in Tabelle 1 wird ersichtlich, dass die meisten Symptome der im Erwachsenenalter erworbenen Dysarthrien tatsächlich auch bei Kindern auftreten können. Jedoch müssen dabei – über den Mangel an einschlägigen Studien hinaus – zwei weitere Einschränkungen berücksichtigt werden:

- Die meisten wissenschaftlichen Studien zu kindlichen Dysarthrien untersuchten nur Teilaspekte des Sprechens (z. B. nur artikulatorische Parameter) oder sogar nur isolierte Sprechphänomene (z. B. Vokalartikulation). Dabei lag der Fokus häufig auf dem Funktionskreis Artikulation, während die Atmung z. B. sehr wenig Aufmerksamkeit erhielt. Nur wenige Untersuchungen betrachteten die Sprechstörung der Kinder in Hinblick auf mehrere Funktionskreise [27, 28, 30–32, 39]. Eine systematische Analyse aller potenziell auftretenden Symptome liegt bislang nicht vor. D. h., dass Merkmale, die bisher nicht beschrieben wurden (s. Tabelle 1, z. B. bzgl. Stimmlage oder Redefluss), eventuell nicht untypisch für kindliche Dysarthrien sind, sondern bisher nur noch nicht spezifisch untersucht wurden. Außerdem ist denkbar, dass Symptome, die für spät erworbene Formen eher selten sind (z. B. inspiratorisches Sprechen), bei kindlichen Dysarthrien deutlich häufiger auftreten.

Tab. 1: Die wichtigsten auditiven Dysarthriesymptome (nach BoDyS);
Literaturangaben verweisen auf Arbeiten, die diese Symptome bei neurologisch erkrankten Kindern beschrieben haben. In der Spalte „Symptom" fett hervorgehoben sind Merkmale, die nach jetzigem Wissensstand als altersunabhängige spezifische Dysarthriesymptome gelten können (s. Kap. *Entwicklungseinflüsse*). Alle anderen können auch bei typisch entwickelten Kindern auftreten (s. Kap. *Die Entwicklung des Sprechens*).

Funktionskreis		Symptom	Funktionsstörung bei Dysarthrie (beispielhaft)
Atmung	Atmung	▪ Erhöhte Einatmungshäufigkeit/ inadäquate Zwischenatmungen [25–27] ▪ Übermäßiges Unterschreiten der Atemruhelage [25–27] ▪ Hörbar angestrengte Ein-/Hochatmung [28, 29]	**Erhöhte Einatmungshäufigkeit:** Schwäche des Zwerchfells oder der Muskeln zwischen den Rippenbögen, erhöhter Luftverlust durch beeinträchtigten Stimmlippenschluss auf Kehlkopfebene
Stimme	Stimmlage	▪ Zu hoch/zu tief ▪ Zu laut/zu leise	**Zu leise:** Reduzierter Ausatmungsdruck durch Schwäche der Atemmuskulatur
Stimme	Stimmqualität	▪ Behaucht [22, 29, 30] ▪ **Gepresst** [31, 32] ▪ Rau/heiser [22, 28, 31–33]	**Gepresste Stimmqualität:** Erhöhte Muskelspannung in der Kehlkopfmuskulatur, unregelmäßiges Schwingen der Stimmlippen
Stimme	Stimmstabilität	▪ **Tonhöhen- und Lautstärkeschwankungen** [22, 28, 29] ▪ **Stimmzittern** [22] ▪ Entstimmungen/Stimmabbrüche [30] ▪ Wechselnde Stimmqualität [30]	**Tonhöhen- und Lautstärkeschwankungen:** Plötzliche Veränderungen der Stimmlippenspannung, unkontrollierte Veränderungen des Ausatemdrucks
Artikulation	Artikulation	▪ Offen/geschlossen ▪ Reduziert [27, 28, 31, 32, 34–42]/ **übersteigert** ▪ Wechselnde Artikulationsschärfe [29]	**Übersteigerte Artikulation:** Übermäßige Kraftdosierung bei der Ansteuerung artikulatorischer Ziele, mangelnde Koordination unterschiedlicher Artikulatoren (z. B. Zunge und Kiefer)
Artikulation	Resonanz	▪ **Hypernasalität** [27, 30–32, 39, 43] ▪ Hyponasalität ▪ Intermittierende Hyper- oder Hyponasalität	**Hypernasalität:** Mangelnder Verschluss zwischen Mund- und Nasenraum durch Schwäche des Gaumensegels

Funktionskreis		Symptom	Funktionsstörung bei Dysarthrie (beispielhaft)
Prosodie	Artikulations-tempo	▪ Reduziertes [27, 28, 31, 32, 35, 36]/ gesteigertes Artikulationstempo	**Reduziertes Artikulationstempo:** Verlangsamte Bewegungen von Lippen, Zunge, Kiefer usw., oder eingeschränkte Koordination dieser Strukturen
	Redefluss	▪ Pausen ▪ Iterationen	**Pausen:** Unterbrechung des Redeflusses durch eine erhöhte Einatmungshäufigkeit, Schwierigkeiten in der Bewegungsinitiierung
	Modulation	▪ **Reduzierte Modulation (Monotonie)** [22, 27, 28, 30] ▪ **Rhythmische Auffälligkeiten (z. B. silbisch)** [29, 34, 35]	**Reduzierte Modulation (Monotonie):** Eingeschränkte Variationsfähigkeit der Stimmlippenspannung und des Ausatemdrucks

▪ Einige der Untersuchungen nutzten ausschließlich akustische Analysemethoden oder instrumentelle Untersuchungsverfahren (z. B. Elektropalatographie), ohne dabei zu prüfen, ob die gefundenen Auffälligkeiten sich auch in hörbaren Symptomen äußern [36–38, 40]. Diese Studien können nur bedingt über das klinische Bild kindlicher Dysarthrien Aufschluss geben.

Das klinische Bild der kindlichen Dysarthrien wurde bislang noch nicht umfassend und systematisch beschrieben. Es ist jedoch bekannt, dass Symptome in allen Funktionsbereichen des Sprechens auftreten, wobei Ausprägung und Schweregrad stark variieren können. Häufig zeigen sich eindeutige Störungsschwerpunkte, während andere Bereiche des Sprechens weniger beeinträchtigt sind. Einen Höreindruck bieten die Audiobeispiele im Online-Lernmodul „Kindliche Dysarthrien" (s. Kap. *Weiterführende Links, nützliche Adressen*).

Syndrome
Dysarthrien können sehr unterschiedlich ausgeprägt sein. In Abhängigkeit vom Ort der Hirnschädigung zeigen sich typische Störungsprofile, sogenannte **Dysarthrie-**

syndrome, die durch charakteristische Symptommuster gekennzeichnet sind. Die Syndrome werden traditionell nach dem Störungsmechanismus benannt, der der Sprechstörung vermutlich zugrunde liegt (basierend auf den Grundlagenarbeiten von Darley, Aronson & Brown [23]). Diese Klassifikation erfolgt in Anlehnung an die neurologische Einteilung der Störungen der Gliedmaßenmotorik. So wird angenommen, dass sprechmotorische Symptome, ebenso wie Auffälligkeiten in der Gliedmaßenmotorik, den ihnen zugrunde liegenden Störungsmechanismus widerspiegeln. Beispielsweise kann sich eine Lähmung, die mit erhöhtem Muskeltonus einhergeht (Spastik), sowohl auf die Gliedmaßen als auch auf die Muskulatur des Sprechapparates auswirken. Tabelle 2 gibt eine Übersicht über die Dysarthriesyndrome:

Tab. 2: Übersicht über Dysarthriesyndrome

Dysarthriesyndrom	Störungsmechanismus	Typische Symptome der Sprechstörung (Auswahl)
Zentral-paretisch (spastisch)	(spastische) Lähmung; erhöhter Tonus, Muskelschwäche	▪ Verkürzte Ausatmungen durch Schwäche der Atemmuskulatur ▪ Gepresste Stimmqualität durch erhöhten Tonus der Kehlkopfmuskulatur ▪ Hypernasalität aufgrund einer Lähmung des Gaumensegels
Peripher-paretisch (schlaff)	(schlaffe) Lähmung; Muskelschwäche, reduzierte Präzision der Bewegungen, Verlangsamung, schnelle Ermüdbarkeit	▪ Verkürzte Ausatmungen durch Schwäche der Atemmuskulatur ▪ Leise, behauchte Stimme durch Schwäche der Atem- und Kehlkopfmuskulatur ▪ Hypernasalität aufgrund einer Lähmung des Gaumensegels
Ataktisch	Ataxie; Verlangsamung, Zielungenauigkeit, koordinative Schwierigkeiten	▪ Wechselnde Artikulationsschärfe durch Zielungenauigkeit und koordinative Schwierigkeiten der Artikulatoren ▪ Verlangsamtes Artikulationstempo
Hyperkinetisch (choreatisch)	Dyskinesien; plötzliche Muskelkontraktionen, einschießende Bewegungen	▪ Unkontrollierte Einatmungen, Tonhöhen- und Lautstärkeschwankungen durch plötzliche Muskelkontraktionen ▪ Wechselnde Artikulationsschärfe durch einschießende Bewegungen
Rigid-hypokinetisch	Rigor (Muskelsteifigkeit), Hypokinesie (eingeschränktes Bewegungsausmaß)	▪ Verkürzte Ausatmungen, behaucht-raue Stimmqualität durch Rigor der Atem- bzw. Kehlkopfmuskulatur ▪ Unpräzise Artikulation aufgrund eingeschränkter Kieferbeweglichkeit

Der Ansatz der Syndromklassifikation basiert ausschließlich auf der Beobachtung erwachsener Patienten mit Dysarthrie. In der Literatur herrscht Uneinigkeit darüber, ob sich die bei Erwachsenen auftretenden Symptommuster auch bei Kindern zeigen. Während einige Autoren beispielsweise bei Kindern mit Kleinhirntumoren typisch ataktische Störungsmerkmale verzeichneten [22, 29], gehen andere eher von einer syndromunspezifischen Dysarthrie bei Kindern aus [44]. Das frühe Erwerbsalter kindlicher Dysarthrien könnte dabei möglicherweise auftretende Unterschiede zu erwachsenen Patienten erklären. So könnte die höhere Plastizität des kindlichen Gehirns zu einer weitreichenden Umorganisation des neuronalen Systems und damit zu einer anderen Ausprägung dysarthrischer Symptome führen. Auch überlagernde Entwicklungseinflüsse könnten dabei eine Rolle spielen (s. Kap. *Entwicklungseinflüsse*). Bislang fehlen jedoch umfangreichere Studien, um die Frage, ob die Merkmale kindlicher Dysarthrien typische Syndromprofile abbilden, abschließend zu beantworten.

Bislang herrscht Uneinigkeit darüber, ob bei Kindern typische Dysarthriesyndrome festgestellt werden können. Bei der klinischen Diagnostik stehen jedoch die Beschreibung der Funktionsstörung und die Abschätzung kommunikativer Folgen der Dysarthrie im Vordergrund, um alltagsrelevante Therapieziele zu definieren. Die Syndromklassifikation hingegen dient einer eher groben Einordnung, die sich an der vermuteten Störungsursache der Sprechstörung orientiert. Sie liefert jedoch keine unmittelbar therapierelevanten Informationen.

Folgen für Kommunikation und Teilhabe

Die im vorigen Abschnitt beschriebenen Störungen der Sprechfunktionen haben erhebliche Auswirkungen auf das alltägliche Leben der betroffenen Kinder. Das von der Weltgesundheitsorganisation WHO 2005 entwickelte Modell der Internationalen Klassifikation der Funktionsfähigkeit, Behinderung und Gesundheit (ICF; [45]) kann eine sinnvolle Grundlage für die Betrachtung dieser Folgen der Dysarthrie sein. Wendet man die Systematik der ICF auf das Gesundheitsproblem „Dysarthrie" an, so werden die verschiedenen Perspektiven, aus denen die Sprechstörung betrachtet und diagnostiziert werden sollte, deutlich. Ein umfassender Blick auf die Dysarthrie fordert demnach neben der Betrachtung der beeinträchtigten Körperfunktionen und

-strukturen auch die Berücksichtigung von Einschränkungen auf der Aktivitäten- und Partizipationsebene. So sind die Symptome einer dysarthrischen Sprechstörung, die der Ebene der Körperfunktionen zuzuordnen sind, meist mit erheblichen kommunikativen Einschränkungen verbunden (Ebene der Aktivitäten). Eine Dysarthrie kann somit ein entscheidendes Hindernis für die Teilhabe eines Menschen am Alltag darstellen (Ebene der Partizipation) und nicht zuletzt die Lebensqualität des Betroffenen stark beeinträchtigen [4, 46–49].

Abbildung 2 ordnet die vielfältigen Auswirkungen einer Dysarthrie aus der Perspektive eines betroffenen Kindes in das ICF-Modell ein:

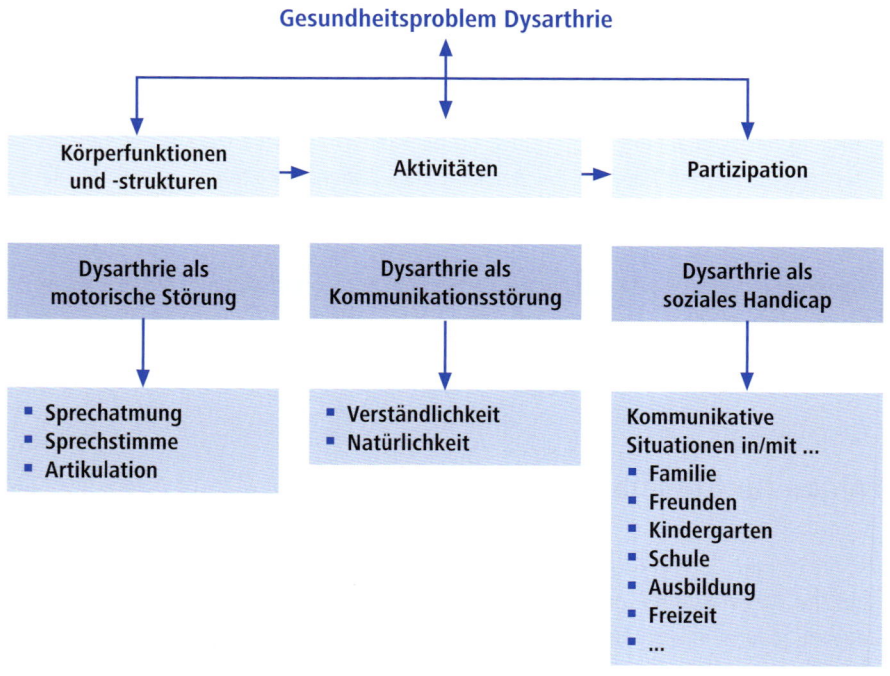

Abb. 2: Das Gesundheitsproblem „Dysarthrie" im ICF-Modell [45]

Der Erfolg mündlicher Kommunikation wird dabei vor allem von der **Verständlichkeit** beeinflusst, denn wir sprechen, um verstanden zu werden. Wenn dies einem Kind aufgrund der Dysarthrie nicht (immer) gelingt, kann die Verständlichkeitsminderung zu Missverständnissen, erforderlichen Wiederholungen des Gesagten oder auch dem Unvermögen führen, die eigenen Bedürfnisse oder Anliegen überhaupt mitteilen zu können. All diese Erlebnisse können in den verschiedensten Kontexten zu enormen Einschränkungen in der Teilhabe am alltäglichen Leben des Kindes führen (s. Abbildung 2, Auswirkungen der „Dysarthrie als soziales Handicap"). So erweist sich die Verständlichkeit unter anderem als entscheidendes Kriterium dafür, ob Kinder überhaupt in Interaktion mit anderen treten [50]. Neben der Verständlichkeit wird der **Natürlichkeit** des Sprechens eine hohe Relevanz zugeschrieben. Es konnte gezeigt werden, dass Kinder, die zwar vollkommen verständlich, jedoch „unnatürlich", d. h. beispielsweise langsam und monoton sprechen, in ihrer Kommunikation massiv beeinträchtigt sind [50].

Die Kommunikationsstörung von Kindern mit Dysarthrie kann sich jedoch im Verlauf der Entwicklung verändern. Denn auch die kommunikativen Möglichkeiten typisch entwickelter Kinder bilden sich erst im Laufe der Kindheit zunehmend aus und erweitern sich stetig. So sind typisch entwickelte 4-Jährige noch teilweise unverständlich, 6-Jährige bereits uneingeschränkt verständlich [51]. Kommunikative Schwierigkeiten, die durch eine Dysarthrie bedingt sind, treten folglich vermutlich erst allmählich voll zutage [52, 53].

Tritt eine Dysarthrie bereits im Kindesalter auf, bleibt diese bei einer Mehrheit der Kinder ein Leben lang bestehen, nur selten kann eine vollständige (Wieder-)Herstellung der Sprechfunktionen erreicht werden. Dies kann weitreichende psychosoziale Folgen nach sich ziehen und sich kritisch auf alle Lebensbereiche auswirken. So findet bei früh erworbener Dysarthrie bereits der Aufbau sozialer Kontakte vom Kindergarten über die Schule bis hin zum Arbeitsplatz stets unter erschwerten kommunikativ-interaktiven Bedingungen statt. Einschränkungen in der Ausübung von Hobbys und der Wahl des passenden Berufs aufgrund kommunikativer Barrieren sind nicht selten. Die Betroffenen sind folglich oft ihr gesamtes Leben lang mit den Auswirkungen ihrer Kommunikationsstörung auf ihre soziale (und später auch berufliche) Teilhabe konfrontiert [48, 49].

> Sprechmotorische Störungen, die zu Beeinträchtigungen der Verständlichkeit oder zu einer unnatürlichen Sprechweise führen, können die Teilhabe der Betroffenen am alltäglichen Leben unmittelbar und massiv erschweren. Tritt die Kommunikationsstörung bereits früh im Leben auf, kann sie ein großes Hindernis für den Aufbau sozialer und beruflicher Kontakte darstellen.

Vor dem Hintergrund der hohen Auftretenshäufigkeit und unter Berücksichtigung der schwerwiegenden Alltagskonsequenzen muss das Krankheitsbild der Dysarthrie als großes gesundheitspolitisches Problem angesehen werden [4]. Im Falle einer kindlichen Dysarthrie ist aufgrund der erheblichen kommunikativen und psychosozialen Auswirkungen über die gesamte Lebensspanne hinweg eine möglichst früh beginnende und gezielte sprachtherapeutische Diagnostik und Intervention angezeigt.

| Besondere Herausforderungen für die Sprachtherapie

Die gezielte Untersuchung und Behandlung dysarthrischer Kinder stellt für Sprachtherapeuten häufig eine große Herausforderung dar. Meist verfügen sie über ein fundiertes theoretisches Wissen sowie praktische therapeutische Expertise in der Behandlung erwachsener Patienten mit spät erworbenen Dysarthrien. In der Regel sind sie aber durch ihre Ausbildung kaum auf die therapeutische Arbeit mit dysarthrischen Kindern vorbereitet. Aufgrund der Vielzahl der Grunderkrankungen werden Kinder mit Dysarthrie in unterschiedlichsten therapeutischen Einrichtungen versorgt (u. a. Akutklinik, neurologische Rehabilitationsklinik, sprachtherapeutische Praxis, spezialisierte pädagogische Einrichtung wie Frühförderung, Heilpädagogische Tagesstätte). Dies bedeutet, dass Therapeuten in ganz unterschiedlichen Arbeitsfeldern und mit verschiedensten Arbeitsschwerpunkten über fundierte Kenntnisse zu dem Störungsbild verfügen sollten. Dabei sind neben neurologischen Aspekten auch ausgewählte Bereiche der Sprachentwicklung äußerst relevant.

Sprachtherapeuten, die mit dysarthrischen Kindern arbeiten, müssen sich zudem auf den Umgang mit sehr komplexen klinischen Störungsbildern einstellen. Eine Dysarthrie, die aus einer frühen Hirnschädigung resultiert, tritt kaum jemals als isoliertes Symptom auf (s. Kap. *Mehrfachbehinderung und Sprachentwicklungsstörung*).

Aus der Heterogenität und Komplexität der zugrunde liegenden Erkrankungen resultiert folglich eine Vielzahl an Herausforderungen für die klinische Versorgung. Den Besonderheiten, die betroffene Kinder mit sich bringen, kann man nur durch eine individuelle, hochspezifische Vorgehensweise Rechnung tragen. Im Folgenden sollen die wichtigsten Herausforderungen aufgezeigt werden:

Entwicklungseinflüsse

Ein Aspekt, der bei der klinischen Versorgung dysarthrischer Kinder unbedingt berücksichtigt werden muss, ist, dass sich die Kinder noch in der Entwicklung befinden. Wie bereits im Kapitel *Die Entwicklung des Sprechens* erläutert wurde, stellt die Entwicklung sprechmotorischer Funktionen einen lange andauernden Prozess dar. Dabei unterscheidet sich das Sprechen von Kindern – auch von neurologisch gesunden

Kindern ohne Dysarthrie – erheblich vom Sprechen Erwachsener. Die wichtigsten Besonderheiten des kindlichen Sprechapparates, die in den ersten Kapiteln ausführlich dargestellt wurden, werden an dieser Stelle noch einmal zusammengefasst:

- **Anatomische Unreife:** Alle am Sprechen beteiligten Strukturen sind bei Kindern kleiner als bei Erwachsenen und stetigem Wachstum unterworfen. Auch die Größenverhältnisse unterscheiden sich von denen der Erwachsenen. So verfügen Kinder beispielsweise über einen im Verhältnis deutlich kleineren nasalen Resonanzraum. Dies kann zu einer hörbar eingeschränkten nasalen Resonanz (Hyponasalität) führen.
- **Physiologische Besonderheiten:** Die motorischen Abläufe des Sprechvorgangs müssen im Kindesalter erst erlernt werden. Beispielsweise entwickelt sich die fein koordinierte Abstimmung zwischen Bauch- und Brustatmung beim Sprechen erst am Ende der Grundschulzeit, zuvor überwiegt die Bauchatmung. Dieses unreife Atemmuster kann sich in verkürzten Ausatemphasen beim Sprechen auswirken, d. h. Kinder atmen häufiger ein als Erwachsene und zeigen Einatmungen an unpassenden Stellen (z. B. innerhalb eines Wortes).
- **Interaktion mit anderen Entwicklungsdomänen:** Die sprechmotorische Entwicklung ist in den Gesamtzusammenhang des Spracherwerbs sowie der kognitiven Entwicklung eingebettet. Sprechfunktionen hängen daher eng mit anderen Leistungen zusammen, z. B. sind die Artikulationsbewegungen von Kindern weniger präzise und langsamer, wenn sie mit ihnen unbekannten Satzstrukturen oder kognitiv anspruchsvollen Aufgaben konfrontiert sind. Auch Pausen beim Sprechen können teilweise mit sprachlich-kognitiven Prozessen erklärt werden.

Zeigt nun ein neurologisch gesundes Kind Merkmale wie z. B. Hyponasalität, häufiges Einatmen, langsames Sprechen oder Pausen, so können sie als physiologische Merkmale des ungestörten sprechmotorischen Erwerbs klassifiziert werden. Die Charakteristika kindlichen Sprechens werden als unauffällig und typisch für ein Kind verbucht, sie fallen auditiv nicht weiter auf.
Genau dieselben Sprechmerkmale können jedoch bei Kindern mit neurologischen Erkrankungen auch als Zeichen einer Störung der sprechmotorischen Kontrolle, d. h. als Symptom einer Dysarthrie auftreten. Vermehrt auftretende Einatmungen können beispielsweise auch im Rahmen von paretischen Dysarthrien als Resultat einer geschwächten Atemmuskulatur zu beobachten sein. Hyponasale Sprechpassagen

wiederum können auf eine gestörte Koordination der Gaumensegelmuskeln im Rahmen einer ataktischen Dysarthrie hinweisen. Tabelle 1 (S. 28) zeigt, dass bei vielen gebräuchlichen Symptomkategorien Überlappungen mit physiologisch auftretenden Merkmalen vorliegen können. Auch Studien belegen, dass bei Gruppenvergleichen in manchen Dimensionen des Sprechens (v. a. Stimme) aufgrund von vergleichsweise stark ausgeprägten, aber dennoch physiologischen, entwicklungsbedingten Auffälligkeiten neurologisch gesunder Kinder kaum signifikante Unterschiede zu Kindern mit Dysarthrie festgestellt werden können [27, 28, 34].

Bei Kindern mit neurologischen Grunderkrankungen und (Verdacht auf) Dysarthrie kann es daher schwerfallen, anhand des subjektiven auditiven Eindrucks zu entscheiden, ob es sich bei einem hörbaren Phänomen um ein Störungssymptom oder ein physiologisches Sprechmerkmal handelt. Therapeuten könnten dazu neigen, vor dem Hintergrund der Hirnschädigung alle Auffälligkeiten des Sprechens als Symptome zu interpretieren und dabei den Entwicklungseinfluss außer Acht zu lassen. Für eine korrekte („valide") Differenzierung zwischen pathologischen und physiologischen Auffälligkeiten sind altersspezifische Normdaten notwendig, d. h. Therapeuten müssen wissen, welche Merkmale des Sprechens in welchem Alter und auch in welcher Ausprägung auftreten (s. Kap. *Normdaten*).

> Bei neurologisch erkrankten Kindern müssen nicht alle Auffälligkeiten zwangsläufig als Symptome der Dysarthrie interpretiert werden. Auch Kinder mit Dysarthrie können Auffälligkeiten zeigen, die im Zusammenhang mit ihrer noch nicht abgeschlossenen sprechmotorischen Entwicklung stehen und nicht Folge der Hirnschädigung sind. Die Unterscheidung zwischen altersgerechten Entwicklungsmerkmalen und Dysarthriesymptomen ist eine der Kernaufgaben der Diagnostik kindlicher Dysarthrien (s. Kap. *Normdaten*).

Mehrfachbehinderung und Sprachentwicklungsstörung

Eine weitere Herausforderung in der Arbeit mit Kindern mit Dysarthrien ist, dass eine früh erworbene Sprechstörung kaum jemals als isoliertes Symptom auftritt. Vielmehr zeigen diese Kinder häufig auch in anderen sprachlichen Domänen Entwicklungsauffälligkeiten, z. B. in den Bereichen Wortschatz oder Satzbau. Zudem treten kindliche

Dysarthrien meist im Kontext einer Mehrfachbehinderung auf [54]. Sie sind zum Beispiel häufig assoziiert mit sensorischen Störungen (wie beispielsweise Seh- und Hörbeeinträchtigungen), kognitiven Einschränkungen und Epilepsien [55, 56].

Neben den (sprech-)motorischen Beeinträchtigungen müssen folglich auch die genannten Faktoren im Prozess der sprachtherapeutischen Diagnostik und Therapie berücksichtigt werden. Konkrete Beispiele dazu sind in Tabelle 3 aufgelistet [57, 58]:

Tab. 3: Aspekte, die bei Seh- und Hörbeeinträchtigungen sowie kognitiven Defiziten im therapeutischen Alltag mit mehrfachbehinderten Kindern zu berücksichtigen sind

Symptome	Im therapeutischen Alltag zu berücksichtigen
Sehbeeinträchtigung	▪ zu kleine oder detaillierte Darstellungen auf Bildmaterial können nicht differenziert erfasst werden ▪ Lesetexte können bereits rein visuell nicht verarbeitet werden
Hörbeeinträchtigung	▪ fehlerhafte Reaktionen des Kindes können durch mangelhafte zentrale Verarbeitungsfähigkeiten oder periphere Höreinschränkungen bedingt sein *Instruktionen, Aufforderungen, Nachsprechsätze etc.*
Kognitive Defizite	▪ durch eine evtl. eingeschränkte bzw. nicht erworbene Lesefähigkeit können Inhalte nicht erfasst werden ▪ durch ein evtl. eingeschränktes Verständnis für komplexe Methoden oder Anweisungen können Aufgaben nicht umgesetzt werden ▪ durch ein evtl. eingeschränktes verbales Arbeitsgedächtnis können z. B. auch kurze Nachsprechsätze nicht behalten werden

Bei einer vorliegenden Mehrfachbehinderung sind folglich nicht nur viele gängige Aufgabenstellungen und Methoden aus der Sprachentwicklungs- bzw. Dysarthriediagnostik nicht ohne Weiteres durchführbar, die sprechmotorischen Leistungen können auch durch sprachlich-kognitive Einschränkungen verzerrt sein (z. B. wenn ein Lesetext aufgrund des hohen kognitiven Anspruchs deutlich verlangsamt gelesen wird oder vermehrt Pausen auftreten).

Für die Gruppe der mehrfachbehinderten Menschen gibt es derzeit nur wenige standardisierte, objektive Verfahren zur Diagnostik von Sprache bzw. Sprechen. In der Literatur finden sich jedoch unterstützende Hinweise zur Durchführung der Diagnostik bei mehrfachbehinderten Kindern, die in Tabelle 4 dargestellt werden [57, 59]:

Tab. 4: Hinweise zur Durchführung der Diagnostik bei mehrfachbehinderten Kindern

Diagnostik bei mehrfachbehinderten Kindern	Tipps und Hilfestellungen
Gestaltung der Testsituation	▪ Umgebungsreize minimieren, um Problemen bei der Aufmerksamkeitssteuerung entgegenzuwirken
Verbesserung von Motivation & Mitarbeit	▪ altersgerechtes, kindgerechtes, ansprechendes Untersuchungsmaterial verwenden ▪ motivierendes Setting gestalten (z. B. am Computer) ▪ Einsatz von Verstärkern
Hilfestellungen	▪ Wiederholungen der Aufgabenstellungen/Instruktionen ▪ Einsatz von Gesten (z. B. zur Verdeutlichung des Sprecherwechsels beim Nachsprechen: „jetzt du") und Gebärden
Dauer	▪ Dauer einzelner Einheiten gering halten ▪ Pausen innerhalb der Einheiten einplanen
Komplexität	▪ möglichst intuitive Aufgabenstellungen wählen ▪ implizites Vorgehen ▪ konkrete Begrifflichkeiten verwenden

Die kindgerechte und motivierende Gestaltung des Materials sowie die Rücksichtnahme auf zusätzliche Beeinträchtigungen im Rahmen der Mehrfachbehinderung sind folglich unerlässlich bei der Diagnostik kindlicher Dysarthrien.

Lebenslange Behinderung

Nicht zuletzt sollte bei der therapeutischen Arbeit mit Menschen, die bereits in früher Kindheit eine Hirnschädigung erlitten haben, berücksichtigt werden, dass sie meist ihr gesamtes Leben lang mit den Folgen ihrer Behinderung konfrontiert sind. Nur selten kann beispielsweise eine Körperbehinderung (z. B. bedingt durch eine Halbseitenlähmung) im Laufe der Entwicklung vollständig überwunden werden.

Auch in Bezug auf das Sprechen wird meist keine vollständige (Wieder-)Herstellung der Funktionen erreicht. Zwar ist davon auszugehen, dass sich Entwicklungsprozesse während der Kindheit therapeutisch ausnutzen lassen und somit erhebliche Fortschritte erzielt werden können, dennoch bleiben bei vielen Betroffenen bis ins Erwachsenenalter Symptome einer Dysarthrie bestehen [60]. Es gibt sogar Berichte, dass sich motorische Funktionseinschränkungen, wie z. B. Schwierigkeiten mit der Handfunktion, im Laufe des Erwachsenenlebens ausweiten können [61–63]. Bislang ist allerdings nicht bekannt, inwieweit dies auch bei Sprechstörungen der Fall ist.

Dysarthrien wirken sich im Kindes- wie auch im Jugend- und Erwachsenenalter erheblich auf die Alltagskommunikation der Betroffenen und nicht zuletzt auf ihre soziale Teilhabe und Lebensqualität aus [2, 3, 18, 64] (s. Kap. *Folgen für Kommunikation und Teilhabe*). Eine gezielte Therapie sowie ein unterstützendes Kommunikationsverhalten sind daher unerlässlich, um Menschen mit Dysarthrie ein Maximum an kommunikativer Partizipation zu ermöglichen. Für Sprachtherapeuten, aber auch für Angehörige gilt es dabei zu beachten, dass sich nicht nur die Sprechstörung selbst, sondern auch die kommunikativen Bedürfnisse und Anforderungen eines Menschen im Laufe des Lebens kontinuierlich verändern (s. Abbildung 3).

Die sprachtherapeutische Begleitung und auch der kommunikative Umgang sollten an diesen sich verändernden Anforderungen und den Wünschen der Betroffenen ausgerichtet sein (siehe auch Kap. *Kommunikationstipps für Angehörige*).

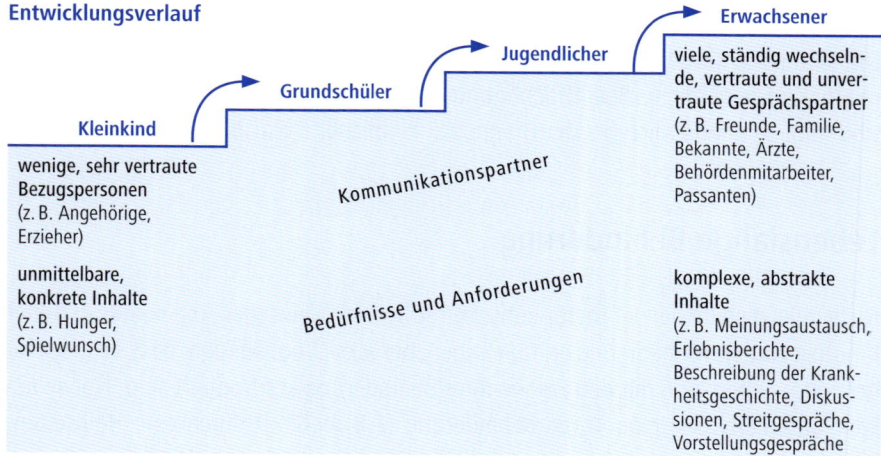

Abb. 3: Veränderungen in Bezug auf Kommunikationspartner sowie bezüglich kommunikativer Bedürfnisse und Anforderungen im Entwicklungsverlauf (vereinfachte Darstellung)

| Diagnostik

Das oberste Ziel der sprachtherapeutischen Diagnostik ist die sorgfältige und detaillierte Feststellung von Auffälligkeiten und des daraus resultierenden Therapiebedarfs eines Kindes [65].
Eine systematische Diagnostik kindlicher Dysarthrien ist jedoch zurzeit nur eingeschränkt möglich, da die kindlichen Dysarthrien im Vergleich zu spät erworbenen Sprechstörungen (z. B. infolge eines Schlaganfalls oder einer Parkinsonerkrankung) sowohl in der Forschung als auch bzgl. der Entwicklung von Untersuchungsmethoden bisher eine untergeordnete Rolle spielen [13, 19]. Da bislang keinerlei spezifische Ansätze für die Diagnostik kindlicher Dysarthrien zur Verfügung stehen, werden in wissenschaftlichen Studien sowie im sprachtherapeutischen Alltag häufig Konzepte und Methoden aus dem Bereich der Dysarthriediagnostik mit Erwachsenen übernommen.
So geben beispielsweise mehrere Studien an, für die Diagnostik kindlicher Dysarthrien die *Frenchay-Dysarthrie-Untersuchung* (FDA: [66]), ein für erwachsene Sprecher standardisiertes subjektives Verfahren zur Dysarthriediagnostik, genutzt zu haben [27, 28, 33, 42].
Diese Vorgehensweise muss jedoch vor dem Hintergrund der spezifischen Anforderungen an die Diagnostik bei Kindern mit Dysarthrien kritisch hinterfragt werden. Folgende Aspekte sind zu berücksichtigen:

Kindgerechte Testaufgaben

Die erste grundlegende Herausforderung für die Diagnostik kindlicher Dysarthrien stellt der Mangel an kindgerechten Testaufgaben dar. Betrachtet man die bereits vorhandenen Untersuchungsmaterialien, die für die Dysarthriediagnostik im Erwachsenenalter konzipiert wurden, wird schnell deutlich, dass sich etliche Aufgaben nicht zur Durchführung mit Kindern eignen. So müssen beispielsweise bei der *Frenchay-Dysarthrie-Untersuchung* unter anderem lange Sätze ohne Unterstützung nachgesprochen (z. B. „Karl Theodor kaut tagelang trockenes Kaugummi") oder nicht kindgerechte Sätze gelesen werden (z. B. „Er fühlt ihm auf den Zahn") [66]. Dabei stellt das **Nachsprechen** von langen und komplexen Sätzen hohe Anforderungen an das Arbeitsgedächtnis, und das **Lesen** von Wörtern, Sätzen und Texten setzt hohe kognitive Leistungen voraus und fordert neben einer ausgebildeten Lesekompetenz auch ein ausreichendes Sehvermögen. Diese Fähigkeiten sind bei Kindern mit Dysarthrie im Kontext einer Mehrfachbehinderung oft nicht ausreichend vorhanden (s. Kap. *Mehrfachbehinderung und Sprachentwicklungsstörung*). Ohne eine kindgerechte Anpassung sind beide Modalitäten außerdem weder motivierend noch interessant für Kinder.

Materialien, die für die Diagnostik von Dysarthrien im Erwachsenenalter konzipiert wurden, können also nicht unhinterfragt auf Kinder übertragen werden. Um ausreichend umfangreiche Sprechproben elizitieren zu können, muss das Material unbedingt in Hinblick auf Inhalt und Darstellung kindgerecht gestaltet sein sowie den besonderen Bedürfnissen mehrfachbehinderter Kinder entsprechen (s. Kap. *Mehrfachbehinderung und Sprachentwicklungsstörung*).

Methoden, die diese Aspekte berücksichtigen, sind bislang noch rar. Zwei Ansätze, die sich um die Entwicklung von Verfahren zur Diagnostik kindlicher Dysarthrien bemühen, sollen im Folgenden kurz vorgestellt werden: Die Park Play Scene [67] sowie ein bislang unveröffentlichtes Material, das im Rahmen eines Forschungsprojektes entwickelt wurde.

> Patel und Connaghan veröffentlichten 2014 zur Diagnostik kindlicher Dysarthrien die **Park Play Scene** [67]. Damit steht für den englischsprachigen Raum erstmals Untersuchungsmaterial zur Verfügung, das spezifisch für die Elizitierung von Sprechproben dysarthrischer Kinder konzipiert wurde. Das Material besteht aus einer farbigen Zeichnung, die eine Szene im Park (u. a. spielende Kinder, eine Rutsche, ein Picknick) darstellt. Die Zeichnung wird den Kindern vorgelegt und soll beschrieben werden. Im Rahmen dieser Bildbeschreibung werden 52 Einzelwörter abgeprüft, die nach Angaben der Autoren phonetisch, prosodisch und semantisch kontrolliert sind. Ziel der Aufgabe ist die freie Produktion der Wörter im spontansprachlichen Zusammenhang. Das Vorsprechen von Einzelwörtern ist ggf. jedoch erlaubt, wenn diese nicht spontan von den Kindern produziert werden.
>
> Dieses Material ist somit ein erster Schritt in Richtung eines Diagnostikmaterials für kindliche Dysarthrien. Einige Aspekte sind jedoch kritisch zu betrachten: Werden die einzelnen Items lediglich als Einwortäußerung realisiert, können die Anforderungen für eine umfassende Analyse prosodischer oder respiratorischer Parameter nicht erfüllt werden. Ein- bzw. Ausschlusskriterien zur Durchführbarkeit mit bestimmten Patientengruppen müssten vorab definiert werden. Zudem werden bisher auch keine Instruktionen zur Auswertung der gewonnenen Daten gegeben.

Bei dem Verfahren handelt es sich also bisher ausschließlich um eine Möglichkeit zur kindgerechten Elizitierung von (Einwort-)Äußerungen, nicht jedoch um ein vollständiges Diagnostikinstrument für kindliche Dysarthrien.

Der zweite Ansatz ist ein in der Entwicklungsgruppe Klinische Neuropsychologie (LMU München) entwickeltes Diagnostikmaterial zur Beurteilung sprechmotorischer Funktionen bei Kindern mit Mehrfachbehinderung. Es erlaubt die standardisierte Aufnahme von umfangreichen Sprechproben und bietet eine Möglichkeit zur kindgerechten Elizitierung von Nachsprechsätzen sowie Spontansprachproben. Das Material stellt jedoch ebenfalls noch kein vollständiges Diagnostikinstrument für kindliche Dysarthrien dar. Weitere Informationen dazu stehen im Online-Lernmodul *Kindliche Dysarthrien* zur Verfügung (s. Kap. *Weiterführende Links, nützliche Adressen*).

Zusammenfassend lässt sich festhalten, dass bis heute weder im deutschsprachigen noch im englischsprachigen Raum ein kindgerechtes, standardisiertes und valides Verfahren zur Diagnostik kindlicher Dysarthrien zur Verfügung steht.

Normdaten

Der Einsatz von Verfahren, die ursprünglich für erwachsene Dysarthriepatienten entwickelt und evaluiert wurden (z. B. die *Frenchay-Dysarthrie-Untersuchung*), ist nicht nur aufgrund des nicht kindgerechten Untersuchungsmaterials problematisch. Er bedeutet auch, dass bei der Feststellung von Abweichungen zumindest implizit Erwachsenennormen angelegt werden. Zur Verdeutlichung: Bei der auditiven Diagnostik erwachsener Patienten wird jedes hörbare Phänomen, das bei einem neurologisch gesunden Erwachsenen nicht zu erwarten wäre, als Symptom einer Sprechstörung gedeutet. Atmet ein Erwachsener z. B. beim Nachsprechen wiederholt innerhalb eines kurzen Satzes ein, muss dies auf eine Sprechstörung hinweisen, d. h. ein Symptom sein, da ein entsprechendes Atemmuster nach abgeschlossener Entwicklung bei einem gesunden Sprecher nicht mehr zu erwarten ist. Sämtliche in der Diagnostik verwendeten Symptomkategorien wurden auf diese Weise stets in Abgrenzung zu einer Erwachsenennorm etabliert. Überträgt man sie nun auf Kinder, werden Normen, die eigentlich für Erwachsene gelten, ungerechtfertigt auf das kindliche Sprechen angewendet (s. Kap. *Die Entwicklung des Sprechens*).

Dies ist äußerst problematisch, da viele der auditiven Phänomene, die bei Erwachsenen zweifellos als Symptome von Dysarthrien zu bewerten sind, bei Kindern auch als Zeichen der noch nicht abgeschlossenen sprechmotorischen Entwicklung auftreten können – wie bereits in Kapitel *Entwicklungseinflüsse* beschrieben (s. Abbildung 4). Für eine sichere Unterscheidung zwischen Dysarthriesymptomen und physiologischen Entwicklungsmerkmalen sind daher altersspezifische auditive Normdaten nötig. Nur so kann ein Sprachtherapeut, der eine Auffälligkeit bei einem Kind feststellt, nachvollziehen, ob es sich dabei um ein behandlungsbedürftiges Störungsmerkmal oder ein altersgerechtes Zeichen der Entwicklung handelt. Jedoch liegen bislang für viele Bereiche des Sprechens keine auditiven Normdaten für das Kindesalter vor.

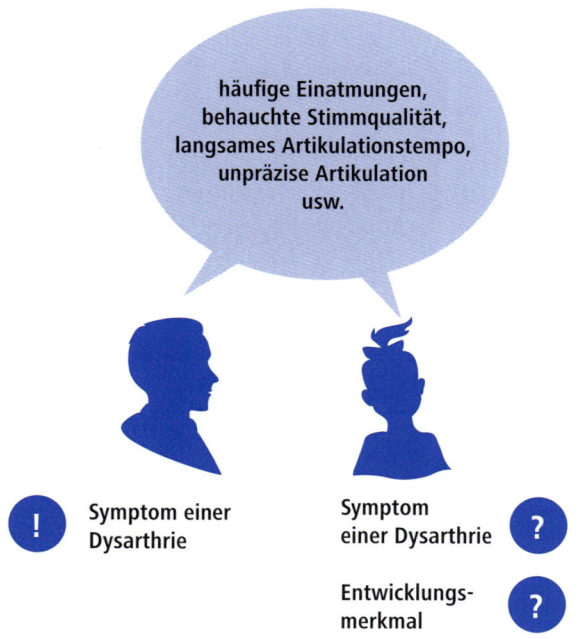

Abb. 4: Differenzierung von pathologischen und physiologischen Sprechmerkmalen bei Kindern

Auf Basis bisheriger, vorläufiger Daten (s. Kap. *Praktische Empfehlung zur Diagnostik*) zeigt sich jedoch, dass nicht alle Phänomene, die charakteristisch für Dysarthrien sind, auch im ungestörten Spracherwerb auftreten. Einige Merkmale scheinen vielmehr unabhängig vom Alter spezifische Anzeichen einer Dysarthrie zu sein. Diese Symptome, zu denen unter anderem eine gepresste Stimmqualität, Lautstärke- und Tonhöhenschwankungen und Auffälligkeiten der prosodischen Modulation gehören, sind in Tabelle 1 (S. 28), Spalte „Symptom", fett hervorgehoben. Anhand der Tabelle zeigt sich jedoch auch, dass viele der in Studien zu kindlichen Dysarthrien beschriebenen Sprechmerkmale nicht zweifelsfrei als Symptom klassifiziert werden können, sondern ebenso gut Zeichen noch nicht abgeschlossener Entwicklungsprozesse sein können (z. B. behauchte Stimmqualität, verlangsamtes Artikulationstempo).

> Stellt sich in der Diagnostik eines neurologisch erkrankten Kindes die Frage, ob eine Dysarthrie vorliegt, sollte zunächst überprüft werden, ob **altersunabhängige spezifische Symptome einer Dysarthrie** (wie z. B. eine gepresste Stimmqualität, Lautstärke- und Tonhöhenschwankungen, Auffälligkeiten der prosodischen Modulation) feststellbar sind.

Das Online-Lernmodul *Kindliche Dysarthrien* stellt zur Veranschaulichung Hörbeispiele von typisch entwickelten Kindern und Kindern mit Dysarthrie zur Verfügung. Dabei wird insbesondere auf altersunabhängige spezifische Dysarthriesymptome hingewiesen. Außerdem werden vorläufige Normdaten aus einem wissenschaftlichen Projekt zur Verfügung gestellt (s. Kap. *Weiterführende Links, nützliche Adressen*).

Beurteilung von Kommunikationsparametern

In der klinischen Diagnostik sollte nicht nur die Funktionsstörung analysiert werden, sondern auch die Auswirkungen der Sprechstörung auf Aktivitäten und Teilhabe des Betroffenen (s. Abbildung 2, S. 32). Die ICF-Klassifikation widmet dem Bereich der „Kommunikation" auf diesen Ebenen ein eigenständiges Kapitel. Die Kommunikationsbeurteilung sollte folglich auch im Kindesalter bereits Teil einer umfassenden Dysarthriediagnostik sein.
Es wurden bereits zwei kommunikationsorientierte Messverfahren entwickelt: das *Communication Function Classification System* [68] sowie die *Viking Speech Scale* [69]. Diese sind spezifisch für die Anwendung mit Kindern konzipiert und haben die Bewertung der Kommunikation bzw. der Verständlichkeit zum Ziel.

Anhand des *Communication Function Classification System (CFCS)* wird der Erfolg in der alltäglichen Kommunikation einer Person mit Cerebralparese einer von fünf Stufen zugeordnet (s. Abbildung 5). Relevante Parameter für diese Einstufung sind die Wirksamkeit der Kommunikation, die Ausführung der Sender- und Empfängerrolle, der Umgang mit vertrauten bzw. unvertrauten Gesprächspartnern sowie das Tempo der Kommunikation. Die Klassifikation erfolgt durch die Eltern oder eine Fachkraft, die mit der Kommunikation des Kindes vertraut ist. Alle verfügbaren Kommunikationskanäle werden berücksichtigt, sodass beispielsweise auch eine wirksame Kommunikation mit einem Sprachausgabegerät in die Bewertung miteinbezogen wird. Dies führt jedoch dazu, dass die Dysarthrie nicht zwingend spezifisch abgebildet werden kann. Eine Validierung für Kinder und Jugendliche von zwei bis 18 Jahren liegt vor [68].

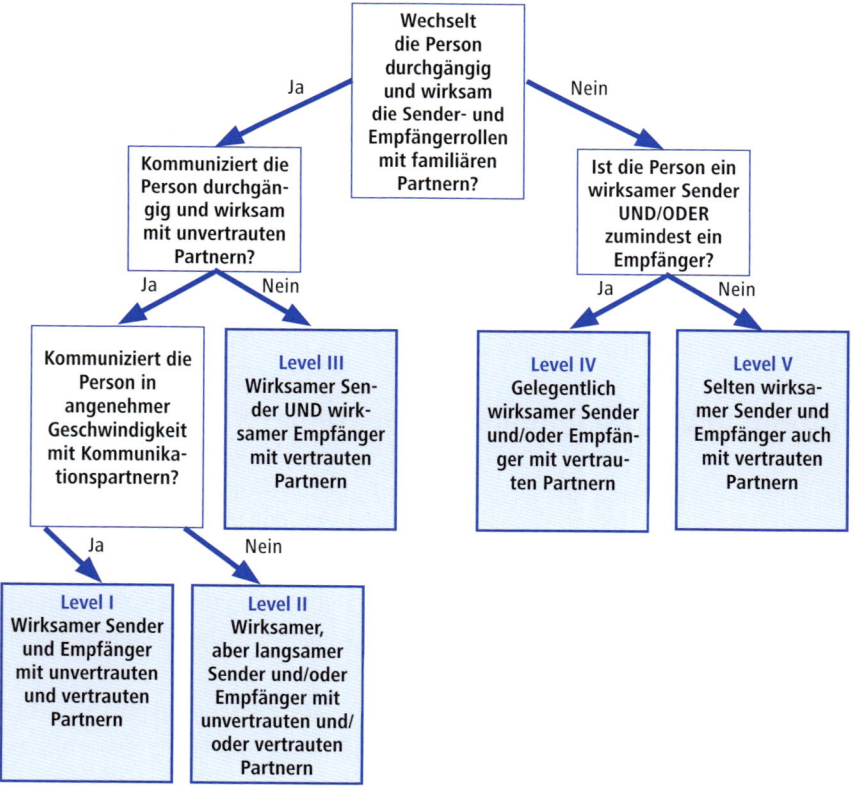

Abb. 5: Entscheidungspfad zur Einteilung der CFCS-Stufen

Der Ausgangspunkt für die Entwicklung der *Viking Speech Scale (VSS)* war der Bedarf nach einem Verfahren zur Verständlichkeitsbeurteilung von Kindern mit Cerebralparese für die Verwendung in großangelegten, registerbasierten Studien. Anhand einer 4-stufigen Skala wird eingeteilt, wie gut sich ein Kind im Alltag verständlich machen kann. Die Skala reicht von (1) *keine sprechmotorische Störung* bis (4) *kein verständliches Sprechen*. Die Stufen (2) und (3) bilden ab, ob die Kinder für bekannte Hörer verständlich sind oder nicht. Eine detaillierte Beschreibung der vier Skalenstufen steht online zur Verfügung (http://www.scpenetwork.eu/assets/SCPE-Tools/VSS/Viking-Speech-Scale-2011-Copyright..pdf). Das Instrument ist für Kinder ab vier Jahren konzipiert [69]. Die VSS ist aktuell noch nicht auf Deutsch verfügbar.

Beide vorgestellten Verfahren bewerten die Kommunikation bzw. die Verständlichkeit der Kinder nur sehr grob. Neben der Dysarthrie können auch andere kommunikationsrelevante Aspekte (z. B. die physiologische Sprachentwicklung oder der Einsatz von Sprachausgabegeräten) in die Bewertung mit einfließen. Die Durchführung des CFCS oder der VSS für sich genommen erlaubt somit weder Rückschlüsse auf den Schweregrad der Dysarthrie noch lassen sich aus den einzelnen Skalenstufen unmittelbare Therapieziele ableiten. Beide Verfahren bieten jedoch erste Ansätze, um kommunikative Aspekte und Verständlichkeitsbeurteilungen überhaupt in den Prozess der Diagnostik kindlicher Dysarthrien einzubeziehen. Im Sinne einer an der ICF ausgerichteten, umfassenden Dysarthriediagnostik sind sowohl der CFCS als auch die VSS somit wertvolle Instrumente, die unbedingt Eingang in den klinischen Alltag finden sollten.

> Die vorgestellten kommunikationsorientierten Messverfahren stellen eine sinnvolle Möglichkeit dar, die kommunikativen Fähigkeiten eines Kindes zu bewerten. Aufgrund der genannten Einschränkungen sollten sie aber immer nur ergänzend zu einer spezifischen, funktionsorientierten Dysarthriediagnostik durchgeführt werden.

Praktische Empfehlungen zur Diagnostik

Bislang stehen für die Diagnostik kindlicher Dysarthrien, wie dargestellt, nur in sehr eingeschränktem Umfang spezifische Verfahren und Materialien zur Verfügung. Dennoch ist eine Untersuchung zur Feststellung und Schweregradeinschätzung dysarthrischer Symptome möglich. Dabei können folgende Empfehlungen eine Orientierung sein:
- Zur Bewertung aller relevanten Aspekte des Sprechens sollten möglichst **umfangreiche Sprechproben** erhoben werden. Die Beurteilung der Sprechatmung erfordert beispielsweise die Produktion längerer, zusammenhängender Sprechpassagen. Zur Bewertung prosodischer Fähigkeiten sollten u. a. verschiedene Intonationsmuster (Aussage-, Fragesatz, Befehl) realisiert werden. Um Sprachäußerungen zu elizitieren, die diesen Ansprüchen genügen, können prinzipiell Materialien aus anderen Bereichen der Sprachtherapie verwendet werden (z. B. Wortkarten, Satzmaterial, Bilderbücher zur Aufnahme von Spontansprache etc.). Sie sollten jedoch **kindgerecht** sein, in ein **spielerisches Setting** eingebettet werden und die Kinder **zum Sprechen motivieren**. Auch Aspekte der Mehrfachbehinderung, wie z. B. kognitive und sensorische Auffälligkeiten, sollten berücksichtigt werden. So müssen gegebenenfalls Bildvorlagen vergrößert, Instruktionen vereinfacht und vermehrt Hilfestellungen gegeben werden.
- Die aufgezeichneten Sprechproben können auditiv nach den in Tabelle 1 (S. 28) beschriebenen **Symptomkategorien** bewertet werden (s. Kap. *Symptome und Syndrome*). Bei der Interpretation der Ergebnisse ist eine Abgrenzung zur Altersnorm entscheidend.

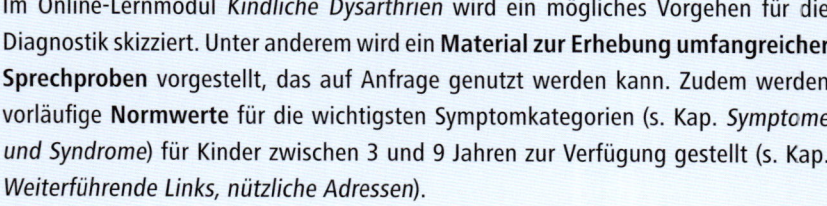

Im Online-Lernmodul *Kindliche Dysarthrien* wird ein mögliches Vorgehen für die Diagnostik skizziert. Unter anderem wird ein **Material zur Erhebung umfangreicher Sprechproben** vorgestellt, das auf Anfrage genutzt werden kann. Zudem werden vorläufige **Normwerte** für die wichtigsten Symptomkategorien (s. Kap. *Symptome und Syndrome*) für Kinder zwischen 3 und 9 Jahren zur Verfügung gestellt (s. Kap. *Weiterführende Links, nützliche Adressen*).

- Bei der Bewertung der Symptome sollten **Wechselwirkungen zwischen den auftretenden Funktionsstörungen** berücksichtigt werden. So können sich bei-

spielsweise, wie im Kapitel *Interaktion der Funktionskreise* beschrieben, primäre Störungen der Resonanz auch negativ auf die Atmung und Artikulation eines Kindes auswirken.
- Bei gleichzeitig bestehender Kau- oder Schluckstörung kann eine ergänzende Untersuchung nichtsprachlicher mundmotorischer Funktionen angezeigt sein. Durch sie lassen sich jedoch keine gültigen Rückschlüsse auf die Funktionen des Sprechens ziehen [70–72]. **Die Beurteilung des Sprechens sollte ausschließlich über die Bewertung sprachlicher Aufgaben erfolgen.**
- **Kommunikationsorientierte Skalen,** wie beispielsweise der CFCS und die VSS (s. Kap. *Beurteilung von Kommunikationsparametern*) stellen eine **bedeutsame Ergänzung zur Funktionsdiagnostik** dar. Auch Fragebögen zur Erfassung von Teilhabeaspekten können relevant für die Bestimmung von Therapiezielen und die Dokumentation des Therapietransfers in den Alltag des Kindes sein [73]. Sie können allerdings eine fundierte, systematische Testung der Sprechfunktionen nicht ersetzen.

| Therapie

Die Therapie kindlicher Dysarthrien muss individuell an medizinische, persönliche sowie organisatorisch-infrastrukturelle Bedingungen angepasst werden. Folgende Fragen sollten die Anamnese leiten und in der Therapieplanung sowie -durchführung berücksichtigt werden:
- Welche neurologische Grunderkrankung (bzw. neurologische Pathogenese) liegt vor? Mit welcher Prognose geht sie einher?
- Müssen Begleiterscheinungen im Rahmen einer Mehrfachbehinderung (z. B. kognitive Einschränkungen, s. Kap. *Mehrfachbehinderung und Sprachentwicklungsstörung*) berücksichtigt werden?
- In welchem Alter bzw. auf welchem Entwicklungsstand ist das Kind?
- Welche individuellen kommunikativen Anforderungen werden an das Kind gestellt (spricht das Kind vor allem mit vertrauten oder auch unvertrauten Gesprächspartnern)?
- Wie groß ist die persönliche Motivation? Welche Therapieerfahrungen hat das Kind schon gemacht?
- In welchem therapeutischen Setting und in welcher Therapiefrequenz kann behandelt werden? Ist das Kind in ambulanter Behandlung oder stationär versorgt? Findet die Therapie im pädagogisch-schulischen Kontext statt?

Sprachtherapeutische Übungsbehandlung

Im Zentrum der Dysarthrietherapie steht die sprachtherapeutische Übungsbehandlung [74]. Bei der Therapiekonzeption und -planung stehen Sprachtherapeuten jedoch bislang nur wenige empirisch fundierte Informationen zur Verfügung. So kommen beispielsweise drei Cochrane-Reviews[1] zu dem Ergebnis, dass bislang keine randomisierten Kontrollgruppenstudien durchgeführt wurden [75–77]. Das heißt, aktuell gibt es für kein Therapieverfahren klare Evidenzen für ihre Wirksamkeit bei Kindern.

---

1 Cochrane-Reviews sind systematische Übersichtsarbeiten zu unterschiedlichen Fragestellungen im Gesundheitsbereich. Sie fassen unter anderem die Ergebnisse bezüglich der Wirksamkeit medizinischer und therapeutischer Verfahren zusammen. Cochrane-Reviews sind international als Qualitätsstandard in der evidenzbasierten Gesundheitsversorgung anerkannt.

Jedoch existieren einige Einzelfallstudien oder Untersuchungen an kleinen Gruppen von Kindern mit Dysarthrie, die positive Tendenzen aufzeigen und somit relevant für die Ausrichtung der Therapie sein können.

- So wird unter anderem von einer Verbesserung des Sprechens bei Kindern mit Dysarthrie nach dem Einsatz von Verfahren berichtet, die auf artikulatorische Funktionen abzielen. Marchant und Kollegen beispielsweise wendeten das *phonetische Platzieren* an, ein Ansatz, der in der Sprechapraxietherapie etabliert ist und bei dem artikulatorische Positionen und Abläufe mithilfe verschiedener Hilfestellungen (z. B. visuellen Hilfestellungen, verbale Beschreibungen, taktile Hinweisreize) erarbeitet werden [78]. Ward und Kollegen hingegen zeigten, dass dysarthrische Kinder auch auf eine Behandlung nach dem *PROMPT*-Ansatz positiv reagieren können, bei dem der Therapeut durch taktil-kinästhetische Reize physiologische artikulatorische Abläufe anbahnt [79, 80].
- Positive Therapieeffekte ließen sich auch bei einer Therapie nach dem *LSVT®-Konzept* feststellen, bei dem die Erhöhung der Sprechlautstärke im Vordergrund steht. Während für das Verfahren beim Einsatz mit an Parkinson erkrankten Erwachsenen bereits seit Längerem sehr gute Evidenzen vorliegen, werden zunehmend auch Studien mit Kindern veröffentlicht, die Hinweise auf die Wirksamkeit der Methode liefern [81–83].
- Vielversprechende Ergebnisse wurden auch von der Arbeitsgruppe um Pennington veröffentlicht (z. B. [84, 85]). Die Autoren verfolgten einen konventionellen, physiologisch orientierten Übungsansatz, der systematisch funktionale Zusammenhänge – z. B. zwischen Atmung und Stimme – adressiert (s. Kap. *Interaktion der Funktionskreise*), und erhöhten dabei die Anforderungen kontinuierlich von Einzelsilben bis hin zu Phrasen und zusammenhängendem Sprechen. Dieses Vorgehen ist vergleichbar mit etablierten Ansätzen für Erwachsene (siehe z. B. [4]).

Praktische Empfehlungen zur sprachtherapeutischen Übungsbehandlung – für Therapeuten

„Dysarthrietherapeuten sollten kreativ und mutig sein. Sie sollten Behandlungskonzepte nach Maßgabe des individuellen Falls miteinander kombinieren und wechseln können. Sie sollten sich von symptomorientiertem oder traditionellem Vorgehen und sogenannten Standards lösen können, wenn ihnen dieses geboten erscheint." ([4]; S. 101)

Bislang existieren keine spezifischen Therapieverfahren für Kinder mit Dysarthrie. Alle bislang erprobten Therapieverfahren wurden ursprünglich für andere Patientengruppen entwickelt (z. B. Sprechapraxie, Dysarthrie im Rahmen einer Parkinsonerkrankung, kindliche Aussprachestörung). Erste Hinweise auf therapieinduzierte Verbesserungen des Sprechens zeigen jedoch, dass die Anwendung dieser Verfahren legitim und wirksam sein kann. Dabei gilt es einige Grundsätze zu beachten:

- Viele gängige Therapieverfahren für die Behandlung von Dysarthrien sind mit einem **hohen kognitiven Anspruch** verbunden. Beispielsweise wird im Rahmen der Artikulationstherapie oft vorausgesetzt, dass Patienten phonetische Konfigurationen auf den eigenen Sprechapparat übertragen können (z. B. beim phonetischen Platzieren). Dies übersteigt jedoch oft die kognitiven Fähigkeiten mehrfachbehinderter Kinder. Die Therapie mit Kindern sollte **implizit** und **intuitiv** sein. Das primäre Therapieziel des *LSVT®*-Verfahrens, die Erhöhung der Sprechlautstärke, ist beispielsweise auch kognitiv eingeschränkten Kindern leicht vermittelbar und intuitiv umsetzbar.
- Verfahren, die auf eine starke **Mitarbeit und Compliance** des Patienten angewiesen sind, können mit Kindern möglicherweise schwer durchführbar sein. Maßnahmen, bei denen das Kind eher passiv bleibt (wie z. B. bei PROMPT, vgl. auch TAKTKIN), können geeignet sein, jedoch fällt der Transfer des Erarbeiteten in den Alltag möglicherweise schwerer. Zudem sind taktile Hinweisreize bei Kindern mit Spastizität nicht immer angezeigt.
- Prinzipiell sind Funktionsübungen, die sich mit erwachsenen Patienten bewährt haben, auch mit Kindern sinnvoll. Allerdings ist dabei stets zu beachten, dass Übungsmaterial, Hilfestellungen und Instruktionen **kindgerecht gestaltet** und an die Fähigkeiten des Kindes angepasst werden (s. Kap. *Ideensammlung*). Dabei können Materialien aus anderen Therapiebereichen (z. B. Aussprachestörungen) Anwendung finden.
- Bei der Behandlung kindlicher Dysarthrien sind ebenso wie bei der Dysarthrietherapie mit Erwachsenen **Funktionszusammenhänge** zu beachten, die sich auf das klinische Bild der Störung massiv auswirken können (s. Kap. *Symptome und Syndrome*). So mag sich beispielsweise eine Lähmung des Gaumensegels nicht nur in einem primären Problem der Resonanz, sondern durch den erhöhten Luftverlust auch in Auffälligkeiten in anderen Funktionsbereichen (z. B. Atmung: höhere Einatmungshäufigkeit; Prosodie: vermehrte Pausen) zeigen (s. Kap. *Interaktion der Funktionskreise*).

- Auch sind die **Prinzipien des motorischen Lernens** zu berücksichtigen. So sollten Übungen unter anderem spezifisch sein und mit hoher Intensität durchgeführt werden [86].

Für die sprachtherapeutische Übungsbehandlung von Dysarthrien bei Kindern gibt es bislang keine spezifisch entwickelten Ansätze. Therapeuten können jedoch teilweise Konzepte, Methoden und Materialien aus anderen Bereichen der Sprachtherapie (Sprachentwicklungsstörungen, Lippen-Kiefer-Gaumen-Spalten, Stottern, Stimmstörungen oder Dysarthrien bei Erwachsenen) übernehmen, die jedoch an die Bedürfnisse und Fähigkeiten sowie den Entwicklungsstand des Kindes angepasst werden müssen.

Ideensammlung

Tabelle 5 zeigt eine Auswahl an häufig gesetzten funktionsorientierten Zielen in der Dysarthrietherapie mit Kindern. Exemplarisch soll verdeutlicht werden, anhand welcher kindgerechten Übungen und Materialien an den Zielen gearbeitet werden kann.

Tab. 5: Kindgerechte Material- und Spielideen für die Dysarthrietherapie

	Ziel	Übung/Material/Spielidee
Atmung	Verlängerung der Ausatmungen beim Sprechen	„Ich packe meinen Koffer"; immer ein „Gepäckstück" mehr auf einen Atemzug aufzählen, Wortlänge der verfügbaren „Gepäckstücke" im Verlauf verlängern **kindgerechte Hilfestellungen:** Symbol für Ausatmung, z. B. Wind
	Vertiefung der Einatmung, Stärkung der Bauchatmung	im Liegen Hubschrauber auf den Bauch legen und abheben lassen
	Willkürlicher Wechsel zwischen Ein- und Ausatmung	„Riechspiel": abwechselnd an etwas schnuppern (Einatmung) und sprechen, z. B. „Ich rieche …" (Ausatmung)
Stimme	Steigerung der Sprechlautstärke	räumliche Entfernung zwischen Kind und Therapeut schaffen/Störgeräusche zulassen und dabei unbekannte Wörter oder Inhalte vermitteln **kindgerechte Hilfestellungen:** Symbol für lautes Sprechen, z. B. Megafon, Löwe
	Reduzierung der Sprechlautstärke	Kuscheltiere/Spielfiguren schlafen und dürfen nicht geweckt werden **kindgerechte Hilfestellungen:** Symbol für leises Sprechen, z. B. Maus
	Weicher Stimmeinsatz	Anbahnen über Hauchen, Flüstern **kindgerechte Hilfestellungen:** z. B. Wattebausch

	Ziel	Übung/Material/Spielidee
Artikulation & Resonanz	Verbesserung einzelner artikulatorischer Abläufe	Spiele mit Figuren, deren Namen die Ziellaute beinhalten; Hilfestellungen/Material/Vorgehen aus Therapie von Aussprachestörungen übertragbar
	Reduzierung der Kieferöffnung	Variation offenes und geschlossenes Artikulieren, z. B. „Zahnarztsprache" (offene Kieferhaltung, große Artikulationsbewegungen) vs. „Kaugummisprache" (geschlossener Kiefer, kleine Artikulationsbewegungen)
	Reduzierung von Hypernasalität	Spiele mit Figuren, deren Namen orale vs. nasale Laute beinhalten, z. B. Peter vs. Mona „Taucherspiel": Taucher trägt Nasenklammer beim Sprechen
Prosodie	Verbesserung der Satzbetonung	kontrastives Betonen in Dialogform, z. B. „schwerhörige Oma" Kind: „Ich war bei Lukas" – Therapeutin (= Oma): „Wie war's bei Ludwig?" – Kind: „Nein Oma! Ich war bei LUKAS!!"
	Reduzierung von Pausen	alle Tiere innerhalb eines Zauns müssen am Stück, ohne längere (Atem-)Pausen gesprochen werden; Ziel: möglichst viele Tiere im Gehege halten

Ergänzende Maßnahmen

Ergänzende Maßnahmen zur sprachtherapeutischen Übungsbehandlung, die zum Teil bei Erwachsenen mit Dysarthrien etabliert sind, spielen bei Kindern bislang weder in der Forschung noch in der klinischen Versorgung eine Rolle. Während beispielsweise in seltenen Fällen (v. a. bei spasmodischer Dysphonie) eine Behandlung erwachsener Patienten mit Botulinumtoxin eine gute Wirkung zeigt (vgl. Leitlinien der Deutschen Gesellschaft für Neurologie [74]), ist über den Einsatz medikamentöser Verfahren bei Kindern bislang nichts bekannt. Auch über chirurgische Maßnahmen (z. B. Tiefenhirnstimulation) wurde bei Kindern nur in Einzelfällen berichtet, wobei hier meist die Behandlung der körpermotorischen Einschränkung im Fokus stand und die Auswirkungen auf das Sprechen nicht weiter analysiert wurden [87].

Bei Erwachsenen mit Gaumensegelinsuffizienz ist die Versorgung mit einer Gaumensegelprothese ein etabliertes und erfolgversprechendes Vorgehen. Die Anpassung einer solchen Prothese ist jedoch zeitaufwendig und von der Kooperation des Patienten abhängig. Für Kinder ist dies auch aufgrund des stetigen Wachstums des Gaumens und Rachenraums während der Kindheit meist keine Option. Eine Alternative könnten Nasenventile sein, da die Anpassung hier unkomplizierter zu bewerkstelligen ist und das Tragen des Hilfsmittels als weniger unangenehm empfunden wird. Bislang wurde in Deutschland ein Kind erfolgreich mit Nasenventilen versorgt (persönliche Kommunikation Mathias Vogel[2]), das Verfahren ist bislang jedoch auch bei erwachsenen Patienten noch nicht weit verbreitet.

Bei Kindern mit schweren Dysarthrien und damit einhergehender stark eingeschränkter Verständlichkeit im Alltag sollten frühzeitig Hilfsmittel und Maßnahmen aus dem Bereich der Unterstützten Kommunikation (UK) in Erwägung gezogen werden. Die Anwendung alternativer Kommunikationsmittel (z. B. eines Talkers) kann dabei auch positive Auswirkungen auf die weitere Sprach- und Sprechentwicklung haben. In umfassender Weise auf Möglichkeiten der UK einzugehen, würde jedoch den Rahmen dieses Buches sprengen. Wir verweisen daher auf den spezifischen Ratgeber zum Thema [88].

Kommunikationstipps für Angehörige

- Lassen Sie Ihr Kind aussprechen!
- Wenn Sie Ihr Kind einmal nicht verstehen ...
  - melden Sie eindeutig zurück, dass Sie etwas nicht verstanden haben!
  - fordern Sie Ihr Kind zum lauten und deutlichen Sprechen auf!
  - fordern Sie Ihr Kind auf, das Gesagte wortweise zu wiederholen oder nur die wichtigsten Wörter noch einmal zu wiederholen!
- Erinnern Sie Ihr Kind ggf. an eine bessere, aufrechte Körperhaltung!
- Ermutigen Sie Ihr Kind ggf. unterstützend zur mündlichen Kommunikation einen Talker oder auch andere Hilfsmittel zu benutzen!
- Achten Sie auf ein dem Alter und Entwicklungsstand des Kindes angemessenes Kommunikationsverhalten!

---

2 Dr. Mathias Vogel ist Neurophonetiker und ein erfahrener Dysarthrietherapeut.

| Weiterführende Links, nützliche Adressen

Online-Lernmodul *Kindliche Dysarthrien*
www.lernmodule-sprachtherapie.de/kindliche-dysarthrien

Forschungsprojekt zu kindlichen Dysarthrien
www.ekn.phonetik.uni-muenchen.de/forschung/entwicklungsneurophonetik/index.html

Verbände

Sprachtherapie, Logopädie
https://www.dbs-ev.de/start/
https://www.dbl-ev.de/

Unterstützte Kommunikation
http://www.gesellschaft-uk.de/
https://www.isaac-online.org/isaac-online-de/

Bundesverband für körper- und mehrfachbehinderte Menschen e. V.
https://bvkm.de/

Literatur

1. Schölderle, T., E. Haas, and W. Ziegler, Dysarthrien bei Kindern. Ein häufiges, aber wenig erforschtes Störungsbild. Forum Logopädie, 2018. 32(3): p. 16–21.
2. Mei, C., et al., Activities and participation of children with cerebral palsy: parent perspectives. Disability and rehabilitation, 2015. 37(23): p. 2164–2173.
3. Young, N.L., et al., The health and quality of life outcomes among youth and young adults with cerebral palsy. Archives of physical medicine and rehabilitation, 2010. 91(1): p. 143–148.
4. Ziegler, W., and M. Vogel, Dysarthrie: verstehen – untersuchen – behandeln. 2010, Stuttgart: Georg Thieme Verlag.
5. Duffy, J.R., Motor speech disorders: Substrates, differential diagnosis, and management. 3 ed. 2013, St. Louis: Mosby Incorporated.
6. Pompino-Marschall, B., Einführung in die Phonetik. 2009, Berlin: Walter de Gruyter.
7. Hixon, T.J., G. Weismer, and J.D. Hoit, Preclinical speech science: Anatomy, physiology, acoustics, perception. 2014, Plural Pub.
8. Patel, R.R., D. Dubrovskiy, and M. Döllinger, Measurement of glottal cycle characteristics between children and adults: physiological variations. Journal of Voice, 2014. 28(4): p. 476–486.
9. Oller, D.K., The emergence of the speech capacity. 2000, New York: Psychology Press.
10. Vihman, M.M., Phonological Development: The First Two Years. 2014, Oxford: Wiley Blackwell.
11. Nip, I.S.B., and J.R. Green, Increases in cognitive and linguistic processing primarily account for increases in speaking rate with age. Child development, 2013. 84(4): p. 1324–1337.
12. Smith, A., Speech motor development: Integrating muscles, movements, and linguistic units. Journal of Communication Disorders, 2006. 39(5): p. 331–349.
13. Morgan, A.T., and F. Liégeois, Re-thinking diagnostic classification of the dysarthrias: a developmental perspective. Folia Phoniatrica et Logopaedica, 2010. 62(3): p. 120–126.
14. Lepage, C., et al., Profile of handicap situations in children with cerebral palsy. Scandinavian Journal of Rehabilitation Medicine, 1998. 30(4): p. 263–272.
15. Yorkston, K.M., D.R. Beukelman, and K.R. Bell, Management of motor speech disorders in children and adults. Vol. 404. 1999: Pro-ed Austin, TX.
16. Rosenbaum, P., et al., A report: the definition and classification of cerebral palsy April 2006. Developmental Medicine & Child Neurology, 2007. 109: p. 8–14.
17. Hirtz, D., et al., How common are the "common" neurologic disorders? Neurology, 2007. 68(5): p. 326–337.

18. Mei, C., et al., Motor speech impairment, activity, and participation in children with cerebral palsy. International Journal of Speech-Language Pathology, 2014. 16(4): p. 427–435.
19. Murdoch, B.E., Handbook of acquired communication disorders in childhood. 2011: Plural Publishing.
20. Wilson, E.M., et al., Speech and motor speech disorders and intelligibility in adolescents with Down syndrome. Clinical Linguistics & Phonetics, 2019. 33(8): p. 790–814.
21. Ziegler, W., et al., Rehabilitation aphasischer Störungen nach Schlaganfall. Leitlinie der DGN, 2012.
22. Richter, S., et al., Incidence of dysarthria in children with cerebellar tumors: a prospective study. Brain and language, 2005. 92(2): p. 153–167.
23. Darley, F.L., A.E. Aronson, and J.R. Brown, Differential diagnostic patterns of dysarthria. Journal of Speech, Language and Hearing Research, 1969. 12(2): p. 246–269.
24. Ziegler, W., et al., BoDyS – Bogenhausener Dysarthrieskalen. Tests für die Neuropsychologie, ed. M. Eid, et al. 2018, Göttingen: Hogrefe Verlag.
25. Hardy, J.C., Suggestions for physiological research in dysarthria. Cortex, 1967. 3(1): p. 128–156.
26. Redstone, F., The effects of seating position on the respiratory patterns of preschoolers with cerebral palsy. International Journal of Rehabilitation Research, 2004. 27(4): p. 283–288.
27. Cahill, L.M., B.E. Murdoch, and D.G. Theodoros, Perceptual analysis of speech following traumatic brain injury in childhood. Brain injury, 2002. 16(5): p. 415–446.
28. Cornwell, P.L., et al., Perceptual evaluation of motor speech following treatment for childhood cerebellar tumour. Clinical linguistics & phonetics, 2003. 17(8): p. 597–615.
29. Ozimek, A., et al., Cerebellar mutism. Journal of neurology, 2004. 251(8): p. 963–972.
30. Workinger, M.S., and R.D. Kent, Perceptual analysis of the dysarthrias in children with athetoid and spastic cerebral palsy, in Dysarthria and apraxia of speech: Perspectives on management, C.A. Moore, K.M. Yorkston, and D.R. Beukelman, Editors. 1991, Baltimore: P.H. Brookes Pub. Co.
31. Allison, K.M., and K.C. Hustad, Acoustic Predictors of Pediatric Dysarthria in Cerebral Palsy. Journal of Speech, Language and Hearing Research, 2018. 61(3): p. 462–478.
32. Allison, K.M., and K.C. Hustad, Data-Driven Classification of Dysarthria Profiles in Children With Cerebral Palsy. Journal of Speech, Language and Hearing Research, 2018. 61(12): p. 2837–2853.
33. Cahill, L.M., B.E. Murdoch, and D.G. Theodoros, Perceptual and instrumental analysis of laryngeal function after traumatic brain injury in childhood. Journal of Head Trauma Rehabilitation, 2003. 18(3): p. 268–283.
34. Murdoch, B.E., and L.J. Hudson-Tennent, Speech disorders in children treated for posterior fossa tumours: ataxic and developmental features. International Journal of Language & Communication Disorders, 1994. 29(4): p. 379–397.

35. De Smet, H.J., et al., Postoperative motor speech production in children with the syndrome of 'cerebellar'mutism and subsequent dysarthria: a critical review of the literature. European journal of paediatric neurology, 2007. 11(4): p. 193–207.
36. Chen, L.M., et al. Acoustic Variability in the Speech of Children with Cerebral Palsy. 2012.
37. Gibbon, F.E., and S.E. Wood, Using electropalatography (EPG) to diagnose and treat articulation disorders associated with mild cerebral palsy: a case study. Clinical linguistics & phonetics, 2003. 17(4–5): p. 365–374.
38. Nordberg, A., G. Carlsson, and A. Lohmander, Electropalatography in the description and treatment of speech disorders in five children with cerebral palsy. Clinical linguistics & phonetics, 2011. 25(10): p. 831–852.
39. Nordberg, A., C. Miniscalco, and A. Lohmander, Consonant production and overall speech characteristics in school-aged children with cerebral palsy and speech impairment. International Journal of Speech-Language Pathology, 2014. 16(4): p. 386–395.
40. Hong, W.H., et al., Speech-associated labiomandibular movement in Mandarin-speaking children with quadriplegic cerebral palsy: a kinematic study. Research In Developmental Disabilities, 2011. 32(6): p. 2595–2601.
41. Allison, K.M., et al., Range and precision of formant movement in pediatric dysarthria. Journal of Speech, Language and Hearing Research, 2017. 60(7): p. 1864–1876.
42. Cahill, L.M., B.E. Murdoch, and D.G. Theodoros, Articulatory function following traumatic brain injury in childhood: a perceptual and instrumental analysis. Brain Injury, 2005. 19(1): p. 41–58.
43. Kent, R., and R. Netsell, Articulatory abnormalities in athetoid cerebral palsy. Journal of Speech and Hearing Disorders, 1978. 43(3): p. 353–373.
44. Van Mourik, M., et al., Acquired childhood dysarthria: review of its clinical presentation. Pediatric Neurology, 1997. 17(4): p. 299–307.
45. DIMDI, Internationale Klassifikation der Funktionsfähigkeit, Behinderung und Gesundheit. Stand Oktober 2005 ed. 2005, Genf: WHO.
46. Dickinson, H.O., et al., Self-reported quality of life of 8–12-year-old children with cerebral palsy: A cross-sectional European study. The Lancet, 2007. 369(9580): p. 2171–2178.
47. Fauconnier, J., et al., Participation in life situations of 8–12 year old children with cerebral palsy: cross sectional European study. British Medical Journal, 2009. 338(2): p. 1458–1471.
48. Mei, C., et al., Activities and participation of children with cerebral palsy: Parent perspectives. Disability and rehabilitation, 2015. 37(23): p. 2164–2173.
49. Young, N.L., et al., The health and quality of life outcomes among youth and young adults with cerebral palsy. Archives of physical medicine and rehabilitation, 2010. 91(1): p. 143–148.

50. Pennington, L., Assessing the communication skills of children with cerebral palsy: does speech intelligibility make a difference? Child Language Teaching and Therapy, 1999. 15(2): p. 159–169.
51. Hustad, K.C., et al., Intelligibility of 4-Year-Old Children With and Without Cerebral Palsy. Journal of Speech, Language and Hearing Research, 2012. 55(4): p. 1177–1189.
52. Law, M., et al., Patterns of participation in recreational and leisure activities among children with complex physical disabilities. Developmental medicine and child neurology, 2006. 48(5): p. 337–342.
53. Voorman, J.M., et al., Social functioning and communication in children with cerebral palsy: Association with disease characteristics and personal and environmental factors. Developmental Medicine & Child Neurology, 2010. 52(5): p. 441–447.
54. Giel, B., and V. Maihack, Sprachtherapie & „Mehrfachbehinderung". Die internationale Klassifikation von Funktionsfähigkeit, Behinderung und Gesundheit (ICF) als Chance; Tagungsbericht zum 9. Wissenschaftlichen Symposium des dbs e.V. am 25. und 26. Januar 2008 in Karlsruhe (Bd. 9). 2008, Köln: ProLog, Therapie- und Lernmittel.
55. Beckung, E., and G. Hagberg, Neuroimpairments, activity limitations, and participation restrictions in children with cerebral palsy. Developmental Medicine & Child Neurology, 2002. 44(5): p. 309–316.
56. Novak, I., et al., Clinical Prognostic Messages From a Systematic Review on Cerebral Palsy. Pediatrics, 2012. 130(5): p. 1285–1312.
57. Kaiser-Mantel, H., Unterstützte Kommunikation in der Sprachtherapie. Bausteine für die Arbeit mit Kindern und Jugendlichen. 2012, München: Ernst Reinhardt.
58. Siegmüller, J., Spezifische Möglichkeiten und Grenzen in der Sprachdiagnostik bei Kindern mit Mehrfachbehinderungen. In: Sprachtherapie & „Mehrfachbehinderung". Die internationale Klassifikation von Funktionsfähigkeit, Behinderung und Gesundheit (ICF) als Chance; Tagungsbericht zum 9. Wissenschaftlichen Symposium des dbs e.V. am 25. und 26. Januar 2008 in Karlsruhe, B. Giel and V. Maihack, Editors. 2008, Köln: ProLog, Therapie- und Lernmittel. p. 123–146.
59. Aktaş, M., Entwicklungsorientierte Sprachdiagnostik und -förderung bei Kindern mit geistiger Behinderung. Theorie und Praxis. 2012, München: Urban & Fischer.
60. Platt, L.J., et al., Dysarthria of adult cerebral palsy: I. Intelligibility and articulatory impairment. Journal of Speech and Hearing Research, 1980. 23(1): p. 28–40.
61. Andersson, C., and E. Mattsson, Adults with cerebral palsy: a survey describing problems, needs, and resources, with special emphasis on locomotion. Developmental Medicine & Child Neurology, 2001. 43(2): p. 76–82.
62. Bottos, M., et al., Functional status of adults with cerebral palsy and implications for treatment of children. Developmental Medicine & Child Neurology, 2001. 43(8): p. 516–528.
63. Turk, M.A., Health, mortality, and wellness issues in adults with cerebral palsy. Developmental Medicine & Child Neurology, 2009. 51(s4): p. 24–29.

64. Voorman, J.M., et al., Social functioning and communication in children with cerebral palsy: association with disease characteristics and personal and environmental factors. Developmental Medicine & Child Neurology, 2010. 52(5): p. 441–447.
65. von Suchodoletz, W., Ansprüche an eine Therapie sprachentwicklungsgestörter Kinder. In: Therapie von Sprachentwicklungsstörungen. Anspruch und Realität, W. von Suchodoletz, Editor. 2002, Stuttgart: Kohlhammer. p. 11–35.
66. Enderby, P., Frenchay Dysarthrie Untersuchung. Handanweisung. 2004, Idstein: Schulz-Kirchner.
67. Patel, R., and K. Connaghan, Park Play: a picture description task for assessing childhood motor speech disorders. International Journal of Speech-Language Pathology, 2014. 16(4): p. 337–343.
68. Hidecker, M.J.C., et al., Developing and validating the Communication Function Classification System for individuals with cerebral palsy. Developmental Medicine & Child Neurology, 2011. 53(8): p. 704–710.
69. Pennington, L., et al., Development of The Viking Speech Scale to classify the speech of children with cerebral palsy. Research in developmental disabilities, 2013. 34(10): p. 3202–3210.
70. Lof, G.L., and M.M. Watson, A nationwide survey of nonspeech oral motor exercise use: implications for evidence-based practice. Language Speech and Hearing Services in Schools, 2008. 39(3): p. 392–407.
71. Lof, L., and M. Watson, Five reasons why nonspeech oral motor exercises (NSOME) do not work. Perspectives on School-Based Issues, 2010. 11(4): p. 109–117.
72. Lee, A.S.Y., and F.E. Gibbon, Non speech oral motor treatment for children with developmental speech sound disorders. Cochrane Database of Systematic Reviews, 2015(3).
73. Neumann, S., S. Salm, and P. Stenneken, Evaluation des „Fokus auf die Kommunikation von Kindern unter sechs (FOCUS-G)" als neues ICF-CY Diagnostikum. In: Sprache professionell fördern. 2014.
74. Ackermann, H. and (federführend), Neurogene Sprechstörungen (Dysarthrien), S1-Leitlinie. In: Leitlinien für Diagnostik und Therapie in der Neurologie. Deutsche Gesellschaft für Neurologie, Editor. 2018 Online: www.dgn.org/leitlinien.
75. Morgan, A.T., and A.P. Vogel, Intervention for dysarthria associated with acquired brain injury in children and adolescents. The Cochrane Library, 2008.
76. Pennington, L., N. Miller, and S. Robson, Speech therapy for children with dysarthria acquired before three years of age. Cochrane database of systematic reviews (Online), 2009(4).
77. Pennington, L., et al., Speech therapy for children with dysarthria acquired before three years of age. Cochrane Database of Systematic Reviews, 2016(7).
78. Marchant, J., M.J. McAuliffe, and M.L. Huckabee, Treatment of articulatory impairment in a child with spastic dysarthria associated with cerebral palsy. Developmental neurorehabilitation, 2008. 11(1): p. 81–90.

79. Ward, R., S. Leitão, and G. Strauss, An evaluation of the effectiveness of PROMPT therapy in improving speech production accuracy in six children with cerebral palsy. International Journal of Speech-Language Pathology, 2014. 16(4): p. 355–371.
80. Ward, R., G. Strauss, and S. Leitão, Kinematic changes in jaw and lip control of children with cerebral palsy following participation in a motor-speech (PROMPT) intervention. International Journal of Speech-Language Pathology, 2013. 15(2): p. 136–155.
81. Fox, C.M., and C.A. Boliek, Intensive voice treatment (LSVT LOUD) for children with spastic cerebral palsy and dysarthria. Journal of Speech, Language and Hearing Research, 2012. 55(3): p. 930–945.
82. Boliek, C.A., and C.M. Fox, Individual and environmental contributions to treatment outcomes following a neuroplasticity-principled speech treatment (LSVT LOUD) in children with dysarthria secondary to cerebral palsy: A case study review. International Journal of Speech-Language Pathology, 2014. 16(4): p. 372–385.
83. Levy, E.S., Implementing two treatment approaches to childhood dysarthria. International Journal of Speech-Language Pathology, 2014. 16(4): p. 344–354.
84. Pennington, L., et al., Intensive speech and language therapy for older children with cerebral palsy: a systems approach. Developmental Medicine & Child Neurology, 2010. 52(4): p. 337–344.
85. Pennington, L., et al., Intensive dysarthria therapy for younger children with cerebral palsy. Developmental Medicine & Child Neurology, 2013. 55(5): p. 464–471.
86. Kleim, J.A., and T.A. Jones, Principles of experience-dependent neural plasticity: implications for rehabilitation after brain damage. Journal of Speech, Language and Hearing Research, 2008. 51(1): p. 225–239.
87. Vidailhet, M., et al., Bilateral pallidal deep brain stimulation for the treatment of patients with dystonia-choreoathetosis cerebral palsy: a prospective pilot study. The Lancet Neurology, 2009. 8(8): p. 709–717.
88. Otto, K., and B. Wimmer, Unterstützte Kommunikation. Ein Ratgeber für Eltern, Angehörige sowie Therapeuten und Pädagogen. 5. Auflage ed. J. Tesak. 2017, Idstein: Schulz-Kirchner Verlag.

| Glossar

Adenoide	vergrößerte, „wuchernde" Rachenmandeln, ugs. „Polypen"
apikal	mit der Zungenspitze artikuliert
Artikulation	Bildung der Laute mithilfe der Sprechorgane (Aussprache)
ataktisch	s. Ataxie
Ataxie	Bewegungsstörung, Schwierigkeiten in der Koordination von Bewegungsabläufen, Einschränkungen der Zielgenauigkeit von Bewegungen (hier Sprechbewegungen)
choreatisch	unkontrollierte, überschießende Bewegungen, Form der dyskinetischen Bewegungsstörungen; s. Dyskinesien
Compliance	Bereitschaft zur aktiven Mitwirkung an therapeutischen Maßnahmen
Diagnostik	Untersuchung von Erkrankungen und Störungsbildern zur Einschätzung von Schweregrad und Ausprägung
dorsal	mit dem hinteren Anteil der Zunge artikuliert
Dyskinesien	unkontrollierte, überschießende Bewegungen, die Extremitäten, Rumpfmuskulatur sowie Gesichts- und Vokaltraktmuskulatur betreffen können
Funktionskreise	Muskelgruppen, die gemeinsame sprechmotorische Funktionen erfüllen (Atmung, Stimme, Artikulation)
Glottis	Stimmritze zwischen den beiden Stimmlippen im Kehlkopf
Hypokinesie	Bewegungsstörung, Einschränkung im Bewegungsausmaß
hyperkinetisch	s. Dyskinesien
Hypernasalität (hypernasal)	ein zu hohes Maß an Nasalität („offenes Näseln"); beim Sprechen entweicht zu viel Luft durch die Nase
Hyponasalität (hyponasal)	ein zu geringes Maß an Nasalität („geschlossenes Näseln"); beim Sprechen von Nasenlauten (m, n, ng) entweicht zu wenig Luft durch die Nase
inspiratorisches Sprechen	Sprechen auf den Einatemstrom
intermittierend	plötzlich, kurzfristig auftretend
kognitiv	geistig, das Denken betreffend
Konsonant	Mitlaut
linguistisch	sprachlich, sprachwissenschaftlich
LSVT	Lee Silverman Voice Treatment, Therapiemethode, die vor allem auf die Erhöhung der Sprechlautstärke abzielt
Nasopharynx	Nasenrachenraum
Nasalität (nasal)	die Luft im Nasenraum wird in Schwingungen versetzt; charakteristisch für die nasalen Sprachlaute (m, n, ng)
neurologisch	das Nervensystem betreffend

neuronale Plastizität	Veränderungspotenzial des Gehirns durch Erfahrung, Lernen und Üben
oral	durch den Mund, den Mund betreffend
paretisch	teilweise gelähmt, in der Kraft eingeschränkt
pathologisch	krankhaft
peripher	am Rande liegend/am Rande befindlich
Phonation	Stimmbildung
Phonationsposition	Ausrichtung der Stimmlippen bei der Produktion stimmhafter Laute
PROMPT	„Prompts for Restructuring Oral Muscular Phonetic Targets", Therapieansatz, bei dem durch taktil-kinästhetische Reize (z. B. Berührungen im Gesicht) Sprechbewegungen unterstützt werden
Prosodie (prosodisch)	Überbegriff für rhythmisch-melodische Aspekte des Sprechens (Tempo, Rhythmus, Intonation und Betonung)
prosodische Modulation	die rhythmische und melodische Formung von Sprachäußerungen
Respiration	Atmung (hier Sprechatmung)
Resonanz	Klangverstärkung
rigid-hypokinetisch	Bewegungsstörung mit Muskelsteifigkeit und Einschränkungen im Bewegungsausmaß
Rigor	Versteifung, Muskelstarre/-steifigkeit
Sprachschall	hörbare Luftdruckveränderungen, die durch Sprechbewegungen ausgelöst werden
Sprechapraxie	Sprechapraxie ist eine Störung der Programmierung von Sprechbewegungen; die Betroffenen haben Schwierigkeiten bei der Bildung von Sprachlauten und zeigen eine auffällige Sprechmelodie und ein auffälliges Sprechverhalten
Stimmlippenschwingungen	die durch den Ausatmungsstrom angeregten Schwingungen der Stimmlippen („Stimmbänder") zur Erzeugung von Stimme
Symptom	Anzeichen einer Erkrankung, Störungsmerkmal
Syndrom	spezifische Konstellation von Symptomen, die ein charakteristisches Gesamtbild ergeben
TAKTKIN	eine im deutschsprachigen Raum eingeführte Sonderform des PROMPT-Therapieverfahrens; s. PROMPT
Unterstützte Kommunikation (UK)	umfasst alle Methoden, die Menschen mit fehlender oder nicht ausreichender Lautsprache helfen, die Kommunikationsmöglichkeiten zu erweitern: körpereigene Methoden (Gesten, Gebärden, Laute, Mimik, Augenbewegungen), externe/nicht-elektronische Methoden (Symbolkarten, Wortkarten, Kommunikationsbücher, Schrift) und elektronische Methoden (einfache Taster, Talker/Computer mit Sprachausgabe)
velopharyngeal	den Bereich von Gaumensegel und Rachenhinterwand betreffend
Velum	Gaumensegel/weicher Gaumen
Vokal	Selbstlaut
Vokaltrakt	oberhalb des Kehlkopfs gelegener Anteil des Sprechapparats